Fett macht SCHLANK

Dr. Georg Keller

Fett macht SCHLANK

Gewichtsprogramm nach Dr. Keller

- einfach
- erprobt
- einmalig

UMSCHAU

Die Deutsche Bibliothek – CIP-Einheitsaufnahme
Fett macht SCHLANK / Dr. Georg Keller.- Frankfurt / Main:
Umschau Buchverlag, 2002
ISBN 3-8295-7140-2

Die Ratschläge in diesem Buch sind von Autor und Verlag sorgfältig erwogen und geprüft worden, dennoch kann eine Garantie nicht übernommen werden. Eine Haftung des Autors und des Verlags für Personen-, Sach- und Vermögensschäden ist ausgeschlossen.

Illustrationen: © Peter E. Reiche, Berlin
Umschlaggestaltung: © Peter E. Reiche, Berlin
Titelfoto: © Jahreszeiten Verlag, Hamburg
Gestaltung und Satz:
juhu media, Susanne Dölz, Bad Vilbel
Druck und Bindung: Passavia Druckservice, Passau
Printed in Germany
ISBN 3-8295-7140-2

Besuchen Sie uns im Internet:
www.umschau-buchverlag.de

Inhalt

Vorwort

Fett macht schlank, ein herausfordernder Titel für ein Buch zum Thema Gewichtsreduktion. Herausfordernd, weil damit alle Ernährungsempfehlungen der vergangenen Jahrzehnte als falsch gescholten werden. Haben sich die Ernährungspäpste in der Vergangenheit tatsächlich geirrt oder ist der Titel nichts weiter als ein Marketingtrick? Soviel schon vorab: Die Ernährungswissenschafter irren nicht, dennoch sind ihre bisher verkündeten Ernährungsregeln weniger als die halbe Wahrheit. Neueste, man kann mit Fug und Recht behaupten, revolutionäre Erkenntnisse zeigen, daß Fett nicht gleich Fett ist. Einige Fette sind überaus schädlich. Sie landen auf unseren Bäuchen und Hüften, verfetten das Herz, die Blutgefäße und machen uns krank. Andere Fette hingegen sind Baustoff für wichtige Hormone, die uns gesund, leistungsfähig, ja sogar glücklich machen. Wieder andere machen uns sogar schlank, bauen Körperfett ab und unterstützen beim Aufbau von Muskulatur. Ergebnisse, die bisherigen Aussagen der Ernährungsfachkräfte wiedersprechen. Daraus resultieren in weiten Bereichen völlig neue Ernährungsempfehlungen. Empfehlungen, die Ihnen bei Beachtung eine exzellente Gesundheit, ein optimales Körpergewicht und ein ausgezeichnetes Wohlbefinden bescheren. Was Sie unternehmen können, um dieses Ziel zu erreichen, erfahren Sie auf einfache und praxisbezogene Art- und Weise in diesem Begleiter. Der Pfad, den ich Ihnen beschreibe ist mein persönlicher Weg, den ich durch eigene als Betroffener gesammelte Erfahrungen beschritten habe. Ein Pfad, dem inzwischen viele andere gefolgt sind und der Dank seiner dauerhaften Erfolge zu einem breiten ausgetretenen Weg wurde. Und nun viel Spaß beim Lesen und Umsetzen.

Ihr

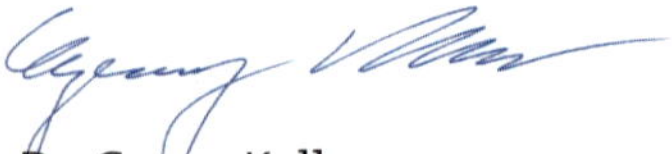

Dr. Georg Keller
im Frühjahr 2002

Sieben Tipps, wie Sie den größten Nutzen aus diesem Buch ziehen

- 1. Lesen Sie jedes Kapitel zunächst durch, damit Sie einen Überblick bekommen. Ergreifen Sie Maßnahmen erst dann, wenn Sie alles gesehen haben. Lesen Sie jedes Kapitel danach noch einmal gründlich! Langfristig gesehen sparen Sie damit Zeit und erreichen mehr.
- 2. Arbeiten Sie mit diesem Buch! Unterstreichen, markieren, notieren Sie alles, was Ihnen wichtig ist, so daß es ein Teil von Ihnen wird.
- 3. Überlegen Sie genau, wie Sie die Empfehlungen und Tipps in Ihren Alltag einbauen können, und wenden Sie die vorgeschlagenen Empfehlungen bei jeder sich bietenden Gelegenheit an.
- 4. Zehn Minuten nur für Sie! Überprüfen Sie jeden Tag Ihre Fortschritte und überlegen Sie sich, was Sie noch verändern möchten. Lassen Sie die-

sen inneren Tagescheck zur Routine werden, stets zur gleichen Zeit an einem ruhigen, ungestörten Ort. Räumen Sie diesem inneren Tagescheck Priorität ein.

- 5. Führen Sie eine Checkliste, in der Sie Ihr Körpergewicht notieren und besondere Ereignisse (Restaurantbesuch, Urlaub, Feiertage). Eine Anregung findet sich im Anhang drei. Diese Informationen sind für Sie wertvoll.
- 6. Nehmen Sie sich jede meiner Empfehlungen einzeln vor, nicht alle auf einmal.
- 7. Betrachten Sie dieses Buch als einen guten Freund, einen ständigen Begleiter. Nehmen Sie es sich jeden Monat wieder neu vor, bis es ein Teil von Ihnen geworden sind.

Und wenn Sie Fragen haben, freue ich mich über jeden Anruf unter 0 21 31-45 03 16!

Ein neues Gewicht – ein neues Leben

Gratuliere, Sie haben sich für ein neues Leben entschieden. Offensichtlich gibt es einen Teil Ihrer Persönlichkeit, der mit Ihrem aktuellen Zustand nicht zufrieden ist. Der etwas ändern möchte, der vielleicht die Überzeugung vertritt, daß mehr Freude, mehr Energie, mehr Lebensqualität, mehr Harmonie oder vielleicht mehr Erfolg im Beruf möglich sind und Sie den Versuch unternehmen sollten, dies zu erreichen. Stärken Sie diesen Teil.

Alles was Sie investieren müssen ist, den Versuch zu wagen und sich einzulassen, die Dinge, die ich Ihnen empfehle, einfach einmal auszuprobieren. Der in diesem Buch beschriebene Weg ist mein persönlicher Weg. Ich war selbst viele Jahre lang übergewichtig und habe so ziemlich alles ausprobiert, was an Produkten und Konzepten angeboten wurde. Es war zum Verzweifeln. Ich halte mich nicht für einen willensschwachen Menschen, was vielen Gewichtigen von einfältigen Zeitgenossen oft unterstellt wird, aber auf Dauer so zu leben, wie manche Diätempfehlungen es verlangen, erschien mir, als sei ich unschuldig zu lebenslanger Haft auf der Gefängnisinsel Alcatraz verurteilt. Es war daher mein unumstößlicher Wille, einen Weg für mich und für die große Zahl der Betroffenen aus diesem Labyrinth heraus zu finden. Also begab ich mich auf die Suche.

Während des Pharmaziestudiums beschäftigte ich mich intensiv mit den biochemischen Zusammenhängen in unserem Körper, um den Ursachen erst einmal auf die Spur zu kommen. Dabei fiel mir auf, wie widersprüchlich die Empfehlungen mancher Ernährungswissenschaftler sind. Was plausibel ist, muß noch lange nicht richtig sein und auch Phänomene, für die keine Erklärungen vorliegen oder die nicht ins bisherige Bild passen, können richtig sein. Oft hatte ich das Gefühl, daß Empfehlungen leichtfertig ohne Bewußtsein für die bei den Betroffenen dadurch ausgelösten Leiden und Nöte ausgesprochen werden. Ich bin angetreten, um diesen Umstand zu ändern. Es ist mein Ziel, Ihnen mit diesem Buch einen einfachen und sicheren Weg aufzuzeigen.

Die wissenschaftliche Seite lieferte mir zwar die Gründe, warum und wie ein hohes Körpergewicht entsteht und was ich sinnvollerweise essen sollte, trotzdem war mein Problem damit bei weitem noch nicht gelöst. So wie jeder Raucher weiß, daß Zigarettenrauch der Gesundheit schadet und trotzdem weiterraucht, so führte mein Wissen über eine gesunde Ernährung nicht automatisch dazu, daß ich diese Empfehlungen auch umsetzte.

Die Suche nach den Ursachen für dieses nicht zu erklärende Phänomen haben mich unzählige psychologische Lehrbücher und Ratgeber lesen lassen, die mir aber auch nicht weiterhalfen. Die übliche Vorgehensweise bestand darin, sich das Problem anzuschauen, ganz hineinzugehen, es erneut zu erleben, um sich dabei nochmals so richtig schlecht zu fühlen, um dann nach angeblich frühkindlichen Auslösern zu suchen. Ich möchte niemandem zu nahe treten, aber dieser Weg hat bei mir nur ein Ergebnis hervorgebracht, daß ich mich mit jedem Versuch unwohler fühlte. Also erschien es mir plausibel, mich mit der Lösung und nicht mit dem Problem zu beschäftigen. Ich habe dann in den folgenden Jahren auf Basis dieser Philosophie eine Reihe von Werkzeugen entwickelt, die effektiv und einfach helfen. Ich nutze dabei gezielt die Kraft des Unbewußten für eine schlanke Ernährung (Teil 3).

Durch das Wissen über eine schlanke Ernährung und die psychologischen Werkzeuge, diese auch zu realisieren, können Sie Berge versetzen. Ein weiterer ergänzender Bereich ist die Bewegung. Diese drei Komponenten: die Ernährung, ein gewisses Maß an Bewegung und die psychologischen Werkzeuge, sind die Garanten für Ihren Erfolg. Alle drei Faktoren beeinflussen sich gegenseitig. Ich widme mich allen drei Themenbereichen und lebe auch danach.

Abb.: Einflußgrößen auf das Körpergewicht

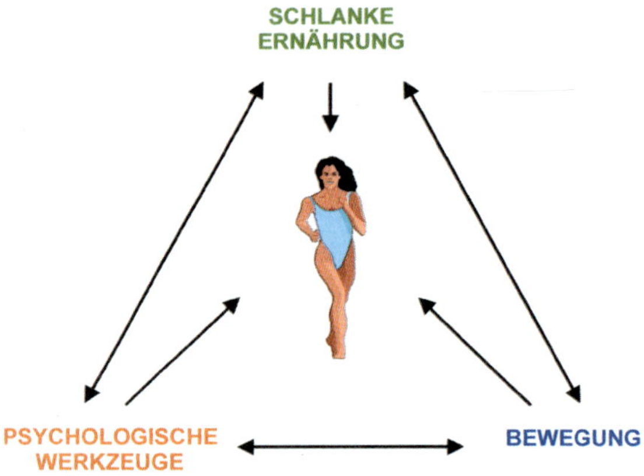

Ich sage Ihnen heute nach den Erfahrungen vieler Jahre, daß es leicht ist, sein Gewicht dauerhaft zu reduzieren. So leicht und genußvoll, wie ich es mir nicht habe vorstellen können. Jeder Weg, der mit Leiden und Verzicht anfängt, ist zum Scheitern verurteilt. Ich esse heute mit mehr Genuß und größere Mengen als in meinen schwersten Jahren. Sie können statt mit frustrierender Selbstkasteiung über Wochen gleich mit jubilierenden Hochgefühlen starten und vom Start weg erfolgreich sein. So macht schlank werden und bleiben Spaß!

Ich bin glücklich, heute meinen Weg mit Ihnen teilen zu können. Ich werde diesen Weg weitergehen, um ihn noch einfacher und noch effektiver zu gestalten. Wenn Sie mir durch Ihre Erfahrungen dabei helfen wollen, dann melden Sie sich mit dem Antwortfax im Anhang dieses Buches. Ich beantworte jeden Brief persönlich. Ihre Erfahrungen und Ihre Meinung liegen mir am Herzen! Wenn ich den Leidensweg auch nur von einem betroffenen Menschen durch dieses Buch beende, hat sich die Mühe gelohnt. Ich lade Sie nun ein, mit mir gemeinsam in den Teil 1 – Schlanke Ernährung einzusteigen.

Schlanke Ernährung

Warum werden wir schneller dick als dünn?

Ein Blick in die Menschheitsgeschichte macht die Zusammenhänge deutlich. Der Stoffwechsel aller Lebewesen wird durch die Erbanlagen gesteuert. In den vergangenen 38 Millionen Jahren haben sich aus im Wald lebenden Affen industrialisierte, intelligente Menschen entwickelt. Nicht verändert haben sich die den Stoffwechsel regulierenden Teile des Erbmaterials. Dieser ist nach wie vor an ein Leben in der Wildnis ideal angepaßt.

In Zeiten von knapper oder gar fehlender Nahrung war es lebensnotwendig, Energie einzusparen, um die Hungerzeiten lebend überstehen zu können. Weiterhin mußte sichergestellt werden, daß in Zeiten mit ausreichendem Nahrungsangebot ein Maximum an Vorratsfett für schlechtere Zeiten angelegt wurde. Lebewesen mit einem sehr sparsamen Stoffwechsel und der Fähigkeit, Fette sofort in die körpereigenen Depots aufzunehmen (»gute Futterverwerter«) hatten daher einen Überlebensvorteil und konnten sich im Vergleich zu den »Energieverschwendern« zahlenmäßig ausbreiten. Diese erbliche Last tragen daher viele Menschen in sich.

Außerdem hat sich die Qualität der Lebensmittel bedeutend gewandelt. Die Nahrung der Steinzeit, an die der menschliche Körper ideal angepaßt ist, bestand hauptsächlich aus Früchten, Gemüse, Samen, Nüssen, reichlich Fisch und bei gelegentlich erfolgreicher Mammutjagd auch aus Fleisch. Es existieren Hinweise, daß die Entwicklung des menschlichen Gehirns bis zur heutigen Stufe nur durch eine an Fischen reiche Ernährung möglich war. Eine fischreiche Ernährung liefert spezielle Fette mit phantastischen Eigenschaften für unsere Gesundheit und das Wohlbefinden (siehe Abschnitte Jungbrunnen Omega-3-Fette: die Urkraft aus dem Meer). Fisch läßt sich einfacher und gefahrloser fangen als ein Mammut und fand sich daher häufiger auf dem Steinzeitspeisezettel. Vor etwa 10 000 Jahren begann der landwirtschaftliche Anbau von Getreide. Nocheinmal dramatisch gewandelt haben sich unsere Lebensmittel in den letzten 200 Jahren. Durch die industrielle Bearbeitung gingen zunehmend wertvolle Vitalstoffe verloren und gleichzeitig stieg der Anteil an Weißmehl, Zucker und ungesunden Fetten in kritische Höhen.

Bei all dem ist zu beachten, daß unsere Vorfahren erhebliche körperliche Anstrengungen vollbringen mußten, um an Nahrung zu gelangen, die uns heute nicht mehr abverlangt werden.

Abb.: Typischer Gewichtsverlauf mit zunehmendem Alter

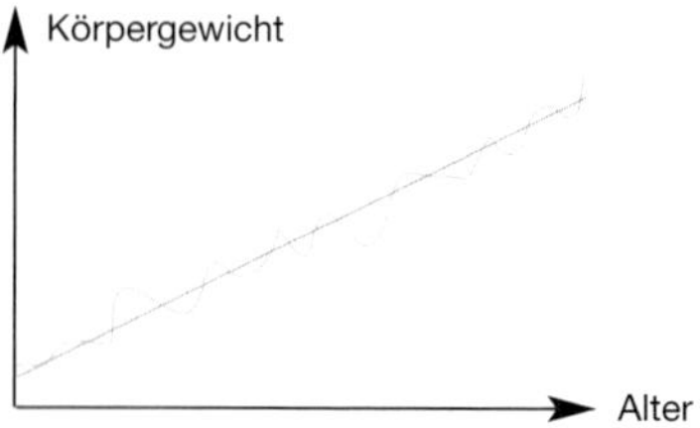

Fazit

Wir essen vorwiegend energiereiche Lebensmittel, gleichzeitig wird weniger Energie verbraucht. Hungerperioden als ausgleichendes Moment fehlen. Ergebnis: Das Körpergewicht steigt und steigt und steigt ...

Entspricht die Zufuhr an Nahrungsmitteln und damit an Energie dem tatsächlichen Verbrauch, dann ist das Gewicht konstant. Führen wir dauerhaft zu wenig Energie zu, um den Bedarf zu decken oder verbrauchen mehr, sinkt unser Körpergewicht, es tritt ein schädliches Untergewicht ein. Ist die Zufuhr größer als der Bedarf, kann sich ein zu hohes Gewicht entwickeln, wovon etwa die Hälfte der deutschen Bevölkerung betroffen ist. Sie sind also nicht allein.

Abb.: Energiezufuhr und Gewicht

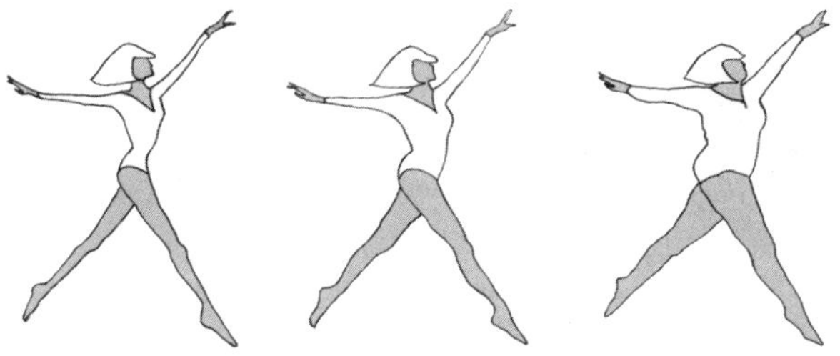
Untergewicht
Normalgewicht
Übergewicht
Zufuhr an Energie (Nahrung) kleiner als Verbrauch
Folge: **Untergewicht**
Zufuhr an Energie (Nahrung) gleich Verbrauch
Folge: **Normalgewicht**
Zufuhr an Energie (Nahrung) größer als Verbrauch
Folge: **Übergewicht**

Der bisherige Kenntnisstand war, daß jeder Körper einen annähernd berechenbaren Energiebedarf hat, der sich in Kalorien ausdrücken läßt. So gibt die Deutsche Gesellschaft für Ernährung Richtwerte für die Energiezufuhr bei Personen unterschiedlichen Alters heraus. Also angenommen, Sie haben nach diesen Richtwerten einen Kalorienbedarf von 2400 kcal pro Tag und Sie essen vielleicht 3100 kcal, dann wird nach dieser Vorstellung der Überschuß von 700 kcal pro Tag in Körperfett umgewandelt und gespeichert. Die meisten Schlankheitskonzepte basieren daher auf sturen Kalorienzählen. Prinzip: Wer zuviele Kalorien ißt, nimmt an Gewicht zu, wer zuwenig ißt, nimmt ab.

Das verleidet jeden Spaß am Essen, ist anstrengend und außerdem nur die halbe Wahrheit. Wenn bestimmte Empfehlungen zur Zusammensetzung der täglichen Ernährung beachtet werden, können Sie wesentlich mehr essen als bisher und Ihr Gewicht dennoch normalisieren. Fette spielen hierbei eine besondere Rolle. Essen Sie nicht einfach weniger, sondern anders! Gönnen Sie sich mehr Genuß, Vitalität und Lebensfreude.

Fazit

Kalorienzählen ist out – richtige Nahrungszusammensetzung ist in!

Welches Gewicht ist normal?

In den vergangenen Jahren wurde zur Bestimmung von Über- oder Untergewicht der sogenannte Broca-Index verwendet. Diesen kann ich Ihnen auf Grund seiner nur begrenzten Anwendbarkeit und der enormen Variantionsbreite der Gewichtsangaben nicht empfehlen. Ich arbeite lieber mit dem BMI-Wert. BMI steht für Body-Mass-Index. Der BMI wird wie folgt berechnet:

$$\text{BMI} = \frac{\text{Körpergewicht in kg}}{\text{Körperlänge in Metern x Körperlänge in Metern}}$$

Beispiel:

$$\text{BMI} = \frac{73\text{ kg}}{1{,}58\text{ m x }1{,}58\text{ m}}$$

$$= 29{,}2\ [\text{kg/m}^2]$$

Ohne umfangreiche Rechenoperationen kann der jeweilige BMI dem folgenden Nomogramm entnommen werden. Legen Sie ein Lineal auf der linken Seite bei Ihrer Körpergröße an und auf der rechten Seite bei Ihrem aktuellen Gewicht. Der Wert, bei dem das Lineal die mittlere Linie schneidet ist der BMI-Wert.

Abb.: Der Body-Mass-Index

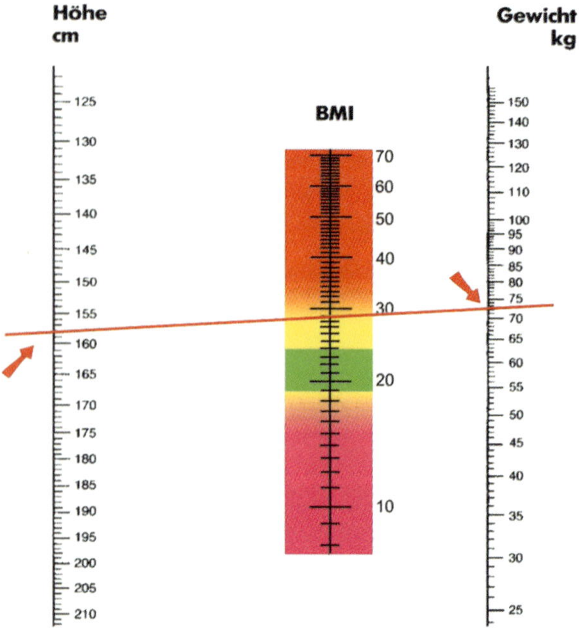

Was fängt man mit dieser Kennzahl an? Die folgende Tabelle macht Ihnen die Sache leicht und übersichtlich:

Tab.: BMI nach Geschlecht

	Frauen	Männer	
BMI	< 19	< 20	untergewichtig
	19 – 24	20 – 25	normalgewichtig
	24 – 30	25 – 30	übergewichtig
	30 – 40	30 – 40	stark übergewichtig
	> = 40	> = 40	sehr stark übergewichtig

Ein BMI von 29,2 fällt in die Kategorie übergewichtig. Die erstrebenswerten Gewichtsbereiche können Sie der nachfolgenden Tabelle entnehmen.

Tab.: Erstrebenswertes Körpergewicht auf BMI-Basis:

	Körpergewichtsbereiche in Kilogramm	
Körpergröße in cm	Frauen/Normbereich	Männer/Normbereich
150	42,5 – 54	45 – 56
152	44 – 54,5	46 – 58
154	45 – 57	47,5 – 59,5
156	46 – 58,5	48,5 – 61
158	47,5 – 60	50 – 62,5
160	48,5 – 61,5	51 – 64
162	50 – 60	52,5 – 65,5
164	51 – 64,5	54 – 67
166	52,5 – 66	55 – 69
168	53,5 – 67,5	56,5 – 70,5
170	55 – 69,5	58 – 72,5
172	56 – 71	59 – 74
174	57,5 – 72,5	60,5 – 75,5
176	59 – 74,5	63,5 – 79
178	60 – 76	65 – 81
180	61,5 – 78	66 – 83
182	63 – 79,5	67,5 – 84,5
184	64,5 – 81,5	69 – 86,5
186	65,5 – 83	70,5 – 88,5

Mein persönlicher BMI lag übrigens zeitweise bei annähernd 30 und heute bei knapp 24. Ich habe 20 kg abgenommen, mein Gewicht ist seit 10 Jahren stabil.

Achtung: Sofern Sie Medikamente einnehmen und mehr als 5 Kilogramm abnehmen möchten, empfehle ich Ihnen, diesen Wunsch mit Ihrem Hausarzt zu besprechen. Ein geringeres Körpergewicht kann die Wirksamkeit von Medikamenten beispielsweise von Herz-Kreislauf-Präparaten oder von Medikamenten gegen die Zuckerkrankheit erheblich verbessern. Wird die Dosis in solchen Fällen nicht angepaßt, drohen erhebliche Nebenwirkungen. Diese können Sie sich ersparen.

Was mein Körper braucht – Baustoffe, Brennstoffe und Vitalstoffe

Unsere tägliche Nahrung besteht hauptsächlich aus Eiweiß, Kohlenhydraten und Fetten. Auf den folgenden Seiten möchte ich diese Hauptgruppen etwas intensiver besprechen und Ihnen die Informationen geben, die für Sie wichtig sind.

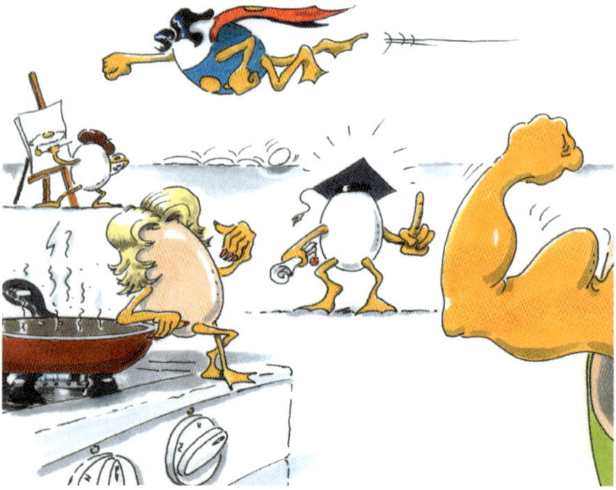

Was versteht man eigentlich unter Eiweiß?

Seinen Namen hat das Eiweiß - wie könnte es anders sein – vom Weißen im Ei (Eiklar), in dem es besonders reichlich enthalten ist. Ein anderer Name für Eiweiß ist Protein. Wird der menschlichen Körper in seine Bestandteile zerlegt, dann findet sich, abgesehen von Wasser und Fett hauptsächlich Eiweiß. Eiweiß ist der Baustoff, aus dem das Gehirn, das Herz, die Muskulatur, die Haut, die Haare, die Nägel, die Knochen und einige Hormone bestehen, sogar Ihre Gedanken werden aus Eiweißbausteinen gebildet. Allein das Immunsystem besteht aus etwa 1,5 kg Eiweiß. Eiweiß ist der universelle Baustoff. Ohne Eiweiß kein Leben! Eiweiß sorgt für Lust, gute Laune, Kreativität und Leistung.

Eiweiß wiederum besteht, wenn man es in seine Bestandteile zerlegt aus 20 verschiedenen Bausteinen, den *Aminosäuren*. Das ist das Geheimnis der ungeheueren Vielfalt an Stoffen, die alle unterschiedlich aussehen und voneinander verschiedene Funktionen haben, trotzdem aber alle als Eiweiß bezeichnet werden. Sie können sich das wie einen Kinder-Lego-Baukasten mit 20 in Form und Farbe verschiedenen Steinen vorstellen. Diese 20 unterschiedlichen Steine können Sie in vielen Millionen Variantionsmöglichkeiten zusammensetzen. Sie können kleine Teile aus zwei oder vielleicht drei Steinen bauen oder Komplexe aus Tausenden von Bausteinen. Daher die ungeheuere Vielfalt der aus Eiweiß bestehenden Körperstrukturen und Stoffe.

Einige dieser 20 Bausteine kann der Körper selber herstellen, neun jedoch nicht. Diese sogenannten *unentbehrlichen Aminosäuren* müssen täglich zugeführt werden. Eiweißreich sind Sojabohnen, Fisch, Eier, Milch und Milchprodukte wie z. B. Käse oder Joghurt und Fleisch.

Tab.: Y: Eiweißreiche Lebensmittel

Eiweißreiche Lebensmittel (100 g Lebensmittel)

Sojabohnen	34 g Eiweiß
Käse	22–28 g Eiweiß
Hülsenfrüchte	20–25 g Eiweiß
Fleisch	20 g Eiweiß
Fisch	17 g Eiweiß
Magerquark	13,5 g Eiweiß
Hühnerei	13 g Eiweiß
Getreideflocken	7–13 g Eiweiß

Entscheidend ist nicht nur wieviel Eiweiß ein Lebensmittel enthält, sondern auch wieviele der unentbehrlichen Aminosäuren. Fehlt beispielsweise nur einer dieser Bausteine in der Nahrung, ist auch der Rest nur bedingt zu gebrauchen. Stellen Sie sich das wie den Bau eines Hauses vor. Sie brauchen Steine, Zement, Stahlträger, Dachbalken, Pfannen, Wasser-, Stromleitungen und viele andere Baustoffe. Jedes dieser Materialien entspricht einer Aminosäure. Fehlt auch nur einer dieser Bestandteile, dann ist das Gebäude nicht funktionstüchtig. Es bleibt eine Baustelle und kann nicht bezogen werden. Das heißt, je mehr benötigte Baustoffe (= Aminosäuren) das Nahrungsmittel enthält, um das Gebäude (= Körpereiweiß) fertigzustellen, um so hochwertiger ist das Lebensmittel.

Ein Maß für die Qualität von eiweißhaltigen Nahrungsmitteln ist die biologische Wertigkeit. Eine biologische Wertigkeit von 100 Prozent bedeutet, der Körper kann aus 100 g Nahrungseiweiß 100 g Körpereiweiß aufbauen. Die biologische Wertigkeit ist damit ein Maß, wie gut der Körper das zugeführte Eiweiß nutzen kann. Tierisches Eiweiß hat im Durchschnitt eine Wertigkeit von 85, pflanzliches liegt etwas niedriger (Mais 74, Reis 83, Weizen 59 Prozent). Durch die Kombination verschiedener Eiweißarten, Soja und Milcheiweiß oder von Soja und Ei entsteht eine optimale biologische Wertigkeit. Ein weiteres Qualitätsmerkmal ist der Fettanteil. Eiweiß ist häufig mit Fett vergesellschaftet beispielsweise in fetten Fleisch oder Wurstsorten. Besonders hochwertig sind eiweißreiche und gleichzeitig fettarme Lebensmittel.

Meine Empfehlung für Sie

Bevorzugen Sie als Eiweißquelle fettarme Lebensmittel

Wieviel Eiweiß brauche ich?

Entscheidend ist, wieviel Eiweiß in den Körper gelangt und damit tatsächlich zur Verfügung steht. Gerade im Rahmen einer Gewichtsreduktion ist ein optimales psychisches Befinden und körperliche Leistungsfähigkeit, die von der Eiweißzufuhr abhängen, wichtig. Bei einem erniedrigten Bluteiweißspiegel fühlen sie sich schlapp, müde, ausgebrannt und urlaubsreif. Stimmung und Streßbelastbarkeit sinken deutlich. Ein erniedrigter Bluteiweißspiegel tritt rasch dann auf, wenn einseitige Diäten oder nach dem FdH Prinzip vorgegangen wird. Der Spaß am Abnehmen sinkt dann auf Null. Ihr Befinden und die Grundstimmung hängen entscheidend davon ab, welche Nahrungsmittel Sie bevorzugen. Sie können Hochgefühle essen. Sorgen Sie für hochwertigstes Eiweiß. Machen Sie es sich leicht!

Meine Empfehlung für Sie

Lassen Sie beim nächsten Gesundheitscheck Ihres Hausarztes den Eiweißblutspiegel (Eiweiß gesamt) bestimmen. Optimal ist ein Wert im oberen Normbereich bei ca. 8 g pro 100 ml. Liegt Ihr Wert darunter, sollten Sie etwas unternehmen.

Ein abgesenkter Eiweißblutspiegel kann über mehrere Wochen hinweg angehoben werden. Füllen Sie Ihren Eiweißspeicher am besten etwa alle 4 Stunden mit kleineren Eiweißportionen auf. Gut eignen sich fettarme Milchprodukte wie Magerquark, den man mit Multivitaminsaft und Obst geschmacklich anreichern kann, fettarmer Kefir, Joghurt oder ideal für unterwegs ein Eiweißkonzentratpulver (z.B. Almased Vitalkost) aus der Apotheke, was in Wasser oder fettarmer Milch aufgelöst wird.

Wochenend-Crash-Diäten

Eiweiß ist im Rahmen einer Gewichtsreduktion in vielfacher Hinsicht wichtig. Der übliche Energiespeicher, der für eine gleichmäßige Energieversorgung bei Tage und in der Nacht sorgt, ist das Kohlenhydrat Glykogen. Aus den aufgenommenen Lebensmitteln baut der Körper in der Leber ständig Glykogen auf, das auf der anderen Seite kontinuierlich verbraucht wird. Es entsteht ein Gleichgewicht. So wie ein See, der über einen Zulauf und einen Ablauf verfügt, existiert im Körper ein steter Vorrat an Glykogen. Es ist das Superbenzin für unsere Muskulatur, es ermöglicht »Sofortleistungen«, die Flucht vor einem Säbelzahntiger der Steinzeit oder den schnellen Sprint zur Straßenbahn. Die Vorräte an Glykogen im Körper sind recht klein. Fette hingegen ähneln als Energiespeicher eher dem »langsameren« Dieselöl. Sie können mit Diesel zwar nicht so schnell, dafür aber sparsamer und länger fahren, was wichtig ist für das Überleben in Hungerzeiten.

Wenn Sie die Nahrungszufuhr vollständig einstellen, also ein totales Fasten beginnen oder eine Crash-Diät, dann werden die vorhandenen Glykogenvorräte annähernd vollständig abgebaut, der Zulauf ist gestoppt, der »Glykogen-See« trocknet aus. Da Glykogen im Körper Wasser bindet, **wird dieses Wasser beim Abbau von Glykogen frei, ausgeschieden und führt zu einem ersten erkennbaren Gewichtsverlust. Dieser besteht aber aus Wasser und nicht aus Fett.**

Das Problem ist nun, daß die fettabbauenden Werkzeuge (Lipasen) bei einer Gewichtsreduktion normalerweise nur langsam gebildet werden. So steht der Körper im Rahmen einer Crash-Diät vor einem Berg aus Fett und kann es kaum nutzen bzw. abbauen. Stellen Sie sich vor, eine große Lagerhalle ist mit einigen Tonnen an Butterpäckchen gefüllt, das ist unser Fettdepot im Körper. Täglich bringt ein Laster eine weitere Ladung, während gleichzeitig ein Arbeiter mit seinen bloßen Händen versucht, die Butterberge zu Fuß zu den Verbrauchern, den umliegenden Lebensmittelgeschäften (der Muskulatur) zu bringen.
Es tritt nun folgendes Probleme auf. Die Lagerhallen sind prall gefüllt, aber wir können diese Ware nicht im notwendigen Maße zu den Verbrauchern liefern. Was wir also unternehmen müssen ist, weitere Arbeiter einzustellen, die in verstärktem Maße Butterpäckchen aus den Vorratsdepots zu den Verbrauchern bringen.

Es dauert lange, bis der Organismus genügend fettabbauende Werkzeuge (Arbeiter) gebildet hat und ein nennenswerter Fettabbau erfolgt. Da ausreichende Energie aus Fetten in dieser Phase nicht gewonnen werden kann und Kohlenhydrate fehlen, greift der Körper auf kostbares Muskeleiweiß zurück und verheizt dieses als Brennstoff. Das ist so, als ob Sie auf einem Dampfschiff über das Meer fahren und der Kohlevorrat ist auf der Hälfte der Strecke aufgebraucht. Um das rettende Ufer zu erreichen, reißen Sie alle aus Holz bestehenden Schiffsteile ab und verheizen diese als Brennstoff in der Dampfmaschine. Vielleicht erreicht das Schiff tatsächlich die rettende Küste, sicher ist jedoch, es wird in einem desolaten Zustand sein. Für Ihren Körper gilt das Gleiche.

Es tritt ein erheblicher Eiweißabbau ein. Davon betroffen ist unter anderem das Immunsystem mit der Folge, daß die Infektanfälligkeit steigt. Es wird kostbare Muskelmasse vernichtet. Das läßt einen fastenden Körper nicht nur schlaff aussehen, sondern hat auch noch den fatalen Begleiteffekt, das damit die nächste Gewichtszunahme vorprogrammiert ist. **Nur die Muskulaturkraftwerke verbrennen Fett.** Je weniger Muskulatur vorhanden ist, um so weniger Fett kann der Körper abbauen, um so mehr verbleibt auf den Hüften. Wird nach einer solchen Fastenperiode wieder exakt wie vorher gegessen, dann wächst auf Grund des Muskelverlustes das Körpergewicht noch über das Anfangsgewicht hinaus. Ihr Organismus lernt aus solchen Extremen. Sie trainieren ihn, noch besser Fett in die Depots einzulagern und noch sparsamer mit diesem Fett umzugehen. Ein katastrophaler Lerneffekt. Diesem Phänomen kann jedoch einfach vorgebeugt werden.

Fazit

Crash-Diäten machen dick. Sie führen zum Wasser- und Eiweißverlust und fördern im Ergebnis den Aufbau von Körperfett. Dieses Phänomen kennen Sie als Jo-Jo-Effekt, weil das Körpergewicht durch viele Diäten wie ein Jo-Jo nach oben und unten wandert.

Abb.: Der Jo-Jo-Effekt

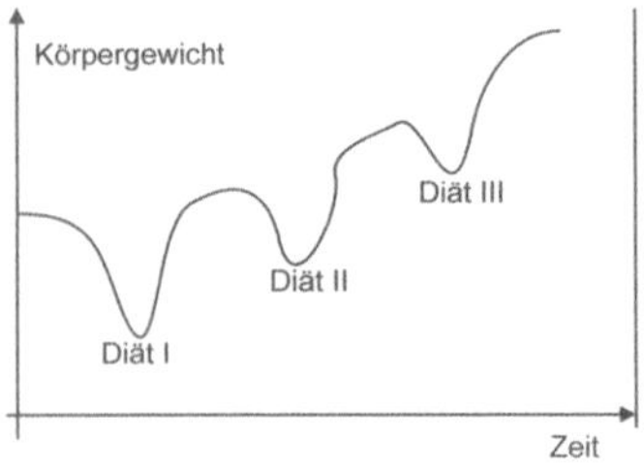

Wie lassen sich diese fatalen Effekte vermeiden?

Der Abbau von Körpereiweiß läßt sich optimal verhindern, indem Sie ausreichend hochwertiges Eiweiß in Kombination mit einer ausreichend bemessenen Menge an Kohlenhydraten zuführen. Die besten Erfahrungen habe ich persönlich mit Almased Vitalkost aus der Apotheke gesammelt. Wichtig ist die Zubereitung des Pulvers mit Wasser, fettarmer Milch oder zuckerarmen (Diät-) Multivitaminsäften.

Effekt

Einem Eiweißabbau wird vorgebeugt, die Glykogenvorräte fallen nicht auf Null, die Fettverbrennung wird für den Körper optimal und schonend gestartet.

Mit langsamen Kohlenhydraten schneller abnehmen

Kohlenhydrate sind der Supertreibstoff für unseren Stoffwechsel. Vor die Wahl Kohlenhydrate oder Fett gestellt, verbrennt der Körper bevorzugt Kohlenhydrate. Besonders kohlenhydratreich sind Brot, Nudeln, Reis, Kartoffeln, Süßigkeiten, Konfitüre und Limonaden. Kohlenhydrate werden im Verdauungstrakt zu Glucose abgebaut, die danach im Blut anflutet. Besonders wichtig ist die Geschwindigkeit, mit der dies geschieht. Aus einigen kohlenhydratreichen Lebensmitteln schießt die Glucose wie eine gewaltige Flutwelle ins Blut, aus anderen wie aus einem langsam tropfenden Wasserhahn.

Als Gegenreaktion wird vom Körper Insulin ausgeschüttet, das den im Übermaß vorliegenden Zucker aus dem Blut entfernt, es sozusagen wieder reinigt. Im ersten Fall durch viel Insulin, im zweiten durch deutlich weniger. Damit ist das Problem erst einmal beseitigt.

Insulin hat aber unangenehme Nebenwirkungen, es unterbricht den Abbau von Fetten für einige Stunden und veranlaßt sogar das genaue Gegenteil, nämlich den Fettaufbau und die Aufnahme von Fetten in die Depots. Effekte die eine Gewichtsreduktion erschweren.

Ein drastischer Abfall des Blutzuckers nach einer Zuckerflutwelle ist außerdem unnatürlich und verursacht *Heißhunger*. Vielleicht kennen Sie das aus Ihren persönlichen Erfahrungen. Wie schnell werden ein oder zwei Gläser Cola nebenbei getrunken. Eine halbe Stunde später führt Sie dann ein mächtiger Heißhunger zum Kühlschrank. Was ist passiert? Der Zuckerschock aus den Getränken lockt das Insulin. Insulin blockiert den Fettabbau und fördert den Fettaufbau. Unsere Gewichtsreduktion ist vorerst beendet. Durch den raschen Abfall des Blutzuckerspiegels entsteht Heißhunger, der Sie – obgleich reichlich mit Kalorien versorgt – zum Kühlschrank führt. Besonders ungünstig ist es, wenn dann noch eine fettreiche Mahlzeit folgt, also nach einem Glas Cola die Portion Pommes frites. In diesem Fall rollen Sie den Fetten den roten Teppich aus, sie können ungehindert in die Fettdepots wandern. So entsteht ein Teufelskreis.

Abb.: Appetitfalle Süßes

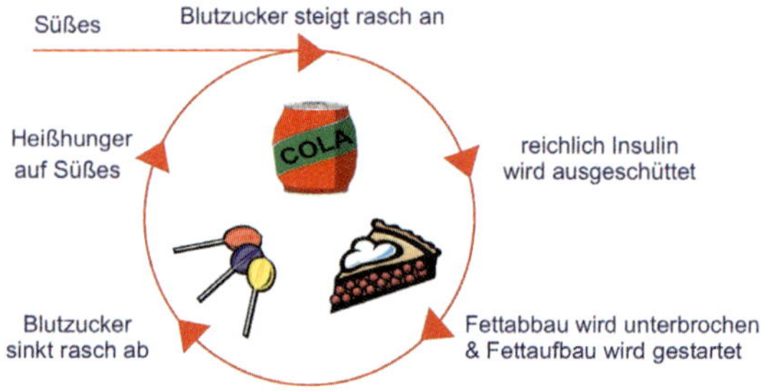

Fazit

Besonders ungünstig ist ein hoher Insulinspiegel, der dann auftritt, wenn Lebensmittel gegessen werden, die schnell viele Kohlenhydrate liefern.

Zwei Gruppen von kohlenhydratreichen Lebensmitteln sind für Sie wichtig:

- Gruppe 1: Vollkornbrote, Nudeln, Reis
- Gruppe 2: Weißmehlprodukte, Süßigkeiten, Konfitüre, zuckerhaltige Getränke.

Beide Gruppen erhöhen zwar den Blutzuckerspiegel, jedoch in unterschiedlichem Maße. Gruppe eins führt nur zu geringen Blutzuckerveränderungen, Gruppe zwei verursacht heftige Blutzuckeranstiege. Für Gruppe eins spricht zusätzlich, daß diese Lebensmittel zumeist zusammen mit anderen Lebensmitteln gegessen werden, beispielsweise Brot mit Käsebelag, Reis mit Fisch, Gemüse und Salat, Nudeln und Salat. Hierdurch wird der Blutzuckerverlauf nach Genuß dieser Lebensmittel nochmals günstig beeinflußt.
Stellen Sie sich die Darmwand als eine dicke, große Platte mit einigen kleinen Löchern vor. Die Nährstoffe wandern aus den Lebensmitteln durch diese Tunnel in den Körper. Kohlenhydrate aus Vollkorngetreide, Nudeln und Reis liegen in einer quasi verpackten Form vor und die Verdauungswerkzeuge (Enzyme) müssen die Kohlenhydrate zunächst befreien und zu Glucose »zerkleinern«, bevor eine Aufnahme durch die Darmwand möglich ist. Dieser Vorgang braucht Zeit, die Verpackung wirkt wie eine Bremse.

Kohlenhydrate aus Gruppe zwei gelangen besonders rasch in die Blutbahn. Das liegt daran, daß diese bereits in »ausgepackter« Form, quasi vorverdaut vorliegen. Dies gilt in besonderem Maße für die aus ausgemahlenen Mehlen hergestellten Backwaren. Diesen Mehlen fehlt die natürlichen Zuckerbremse.[1] Ein Weißmehlbrötchen

[1] Als Zuckerbremse wirken vermutlich Ballaststoffe (unverdauliche, pflanzliche Nahrungsbestandteile).

zum Frühstück und die Bauspeicheldrüse wird schockartig strapaziert, der Blutzuckerspiegel schießt in die Höhe. Die Qualität eines Mehls können Sie an der Typenkennzahl auf der Verpackung festmachen. Je ursprünglicher ein Mehl ist (hohe Typenkennzahl bzw. Deklaration als *Vollkornmehl*), um so schneller können Sie damit abnehmen.

Tab.: Typenkennzahl als Maß für die Qualität

Weizenmehlerzeugnisse	Type	
Vollkornmehl = Vollkornschrot	ohne	☺ ☺ ☺
Weizenbackschrot	1700	☺ ☺
Weizenmehl	1050	☺
Weizenmehl	405	☹

Roggenmehlerzeugnisse	Type	
Vollkornmehl = Vollkornschrot	ohne	☺ ☺ ☺
Roggenbackschrot	1800	☺ ☺
Roggenmehl	1150	☺
Roggenmehl	610	☹

Eine gewisse Sonderrolle nehmen Kartoffeln ein. Wenn Sie auf nüchternen Magen eine große Portion gekochter Kartoffeln essen, dann steigt der Blutzucker danach rasch an. Durch den Kochvorgang werden die Kohlenhydrate »aufgeschlossen« und gelangen schneller aus dem Lebensmittel in den Blutkreislauf. Das gilt aber nur dann, wenn die Kartoffeln alleine ohne Beilage gegessen werden. Da das normalerweise nicht der Fall ist und Gemüse, Salat, Fisch oder Fleisch dazukommen, werden die Kohlenhydrate abgebremst. Da Kartoffeln außerdem ein energiearmes, an Vitalstoffen reiches und prächtig sättigendes Lebensmittel sind, empfehle ich große Portionen gekochter Kartoffeln als Beilage zu einem schlanken Essen.

Abgesehen von einer Beeinträchtigung der Gewichtsreduktion durch die Lebensmittel der Gruppe zwei, sind Zuckerstreßphasen schädlich. Unsere Lebensdauer hängt entscheidend davon ab, wie gleichmäßig unser Blutzuckerspiegel über den Tag und in der Summe über die Jahre verläuft. Ein häufiges auf und ab zerstört die feinsten Blutgefäße. Sie werden durch die häufigen Blutzuckersp(r)itzen spröde und brüchig, die Blutgefäße altern schneller, verstopfen und der Herzinfarkt droht. Die Augen werden schlechter, die Nieren versagen ihren Dienst, die Nährstoffversorgung der Haut nimmt ab und schließlich können sich offene Wunden an den Beinen bilden. Die Bauchspeicheldrüse kann der Dauerbelastung nicht mehr standhalten und reagiert immer weniger auf die lawinenartig einfallenden isolierten Zuckermoleküle. Das Ergebnis: Die Bauchspeicheldrüse ist nicht mehr in der Lage, ausreichend Insulin auszuschütten, um den Blutzuckerspiegel wieder zu glätten. Diese Krankheitsbild nennt man daher zurecht Zuckerkrankheit (Diabetes mellitus).

Was können Sie unternehmen?

Greifen Sie zu Vollkornprodukten, Vollkornreis, Kartoffeln und Nudeln, am besten in Kombination mit viel Gemüse und Salat, statt zu Weißbrot, Konfitüre, Süßigkeiten und zuckerhaltigen Getränken. Bei Fruchtsäften, Fruchtsaftgetränken, Fruchtnektaren können Sie sich durch Verdünnen mit Mineralwasser (ein Teil Saft, drei Teile Mineralwasser) gut helfen. Wer generell auf den süßen Geschmack nicht verzichten möchte, dem bieten sich drei Alternativen:

1. Ersetzen Sie Haushaltszucker wo möglich durch *Süßstoffe*,
2. greifen Sie zu *Zuckeraustauschstoffen* und *Fruchtzucker*,
3. verwenden Sie Honig[2] als süße Variante.

Süßstoffe sind künstliche Stoffe ohne Kalorien mit einem im Vergleich zum Zucker kleinem Volumen, die sich daher zum Backen nur bedingt eignen. Produkte erhalten Sie im Lebensmitteleinzelhandel.

Zuckeraustauschstoffe sind zuckerähnliche, künstliche Stoffe mit Volumen, die den Blutzuckerspiegel[3] und damit den Fettabbau nicht beeinflussen. Sie liefern aber Energie (etwa 50% weniger als Haushaltszucker). Probieren Sie einfach aus, ob Sie diese Produkte mögen und vertragen. Fruchtzucker (Fructose) liefert ebensoviel Energie wie Haushaltszucker, beeinflußt aber nicht den Blut-

---

[2] Haushaltszucker wird im Körper aufgespalten in Glucose und Fructose. Nur die Glucose beeinflußt die Insulinausschüttung. 100 g Haushaltszucker liefert etwa 53 g Glucose, wohingegen 100 g flüssiger Honig nur 34 g Glucose enthält.

[3] Gilt für Mengen bis 50 g täglich.

zuckerspiegel, ist also ebenfalls als Alternative geeignet. In Punkto Süßigkeiten erleichtern Ihnen wegen des den Fettabbau nicht beeinflussenden Effektes zuckerfreie Bonbons das Leben. Entsprechende Produkte erhalten Sie in Apotheken.

Wenn Sie Süßstoffe und Zuckeraustauschstoffe nicht mögen und dennoch auf den süßen Geschmack nicht verzichten wollen, bleibt als dritte Möglichkeit der Honig. **Honig** hat auf Grund seiner Zusammensetzung einen etwas günstigeren Einfluß auf den Blutzuckerspiegel als Haushaltszucker. Außerdem wird im Vergleich zum Haushaltszucker von flüssigem Honig meistens weniger verwendet.

Grundsätzlich gilt aber, Süßstoffe, Zuckeraustauschstoffe, Fruchtzucker und auch Honig sind nur Hilfsmittel. Zuviel Süßes senkt die Geschmacksempfindlichkeit und fördert das Verlangen nach immer süßeren Alternativen. Verwenden Sie daher **weniger Süßes** und entdecken Sie neue Genüsse. Aus eigener Erfahrung empfehle ich Ihnen, trainieren Sie Ihre Geschmacksempfinden. Essen Sie Süßes ganz bewußt, vermeiden Sie Ablenkungen wie Fernsehen oder Radio. Achten Sie genau darauf, wie ein Lebensmittel schmeckt. Genuß hat auch etwas mit Zeit zu tun. Gönnen Sie sich eine Auszeit, eine kleine Pause zum Essen. Werden Sie zum Genießer!

Wieviel langsame Kohlenhydrate kann ich essen?

Sehr wichtig für Sie sind die langsamen Kohlenhydrate. Bis vor wenigen Jahren wurde angenommen, daß jede überschüssig zugeführte Kalorie vom Körper in Fett umgewandelt und in den Depots gespeichert wird. Diese Vorstellung ist, wie man inzwischen erkannt hat, falsch. Eine Umwandlung von über den Bedarf zugeführten Kohlenhydraten in Fett erfolgt nur unter extremen Bedingungen. Je mehr langsame Kohlenhydrate dem Organismus zur Verfügung stehen, um so mehr werden diese verbrannt und damit lediglich Wärme erzeugt. Eine Umwandlung in Körperfett erfolgt erst, wenn mehr als 500 Gramm Kohlenhydrate pro Tag zugeführt werden

also z.B. mehr als	Tab.: Wieviele Kohlenhydrate kann ich essen?
85 gehäufte Eßlöffel	Roggenflocken oder
90 gehäufte Eßlöffel	Haferflocken oder
18 große Scheiben	Roggenbrot oder
20 große Scheiben	Weizenvollkornbrot oder
23 große Scheiben	Mehrkornbrot oder
12 Portionen (à 180 Gramm)	gekochter Reis (730 Gramm ungekocht) oder
23 Portionen (à 125 Gramm)	gekochte Vollkornnudeln (1 kg ungekocht) oder
22 Portionen (à 150 Gramm)	gekochte Kartoffeln pro Tag!

Selbst wenn diese gigantischen Mengen überschritten werden, erfolgt nur eine geringfügige

Umwandlung von Kohlenhydraten in Fett. Untersuchungen belegen daher, wer viele langsame Kohlenhydrate ißt, wird satt und schlank.

Meine Empfehlung für Sie

Schneiden Sie Ihre Brotscheiben doppelt so dick wie bisher und verwenden Sie weniger Belag. Nehmen Sie bei jeder sich bietenden Gelegenheit mehr von den Kohlenhydratbeilagen Nudeln, Reis, gekochten Kartoffeln mit fettarmen Soßen, Hafer- oder Roggenflocken. Essen Sie sich an diesen Lebensmitteln richtig satt. Sie werden feststellen, daß Sie entgegen früherer Erfahrungen nach dem Essen nicht mehr so müde werden. Übrigens hebt eine an langsamen Kohlenhydraten reiche Nahrung die Stimmung und macht glücklich! Das menschliche Gehirn benötigt nämlich Kohlenhydrate rund um die Uhr als Treibstoff.

Fett macht schlank

Wahrhaft revolutionäre neue Erkenntnisse lassen den Kampf um das persönliche Wunschgewicht

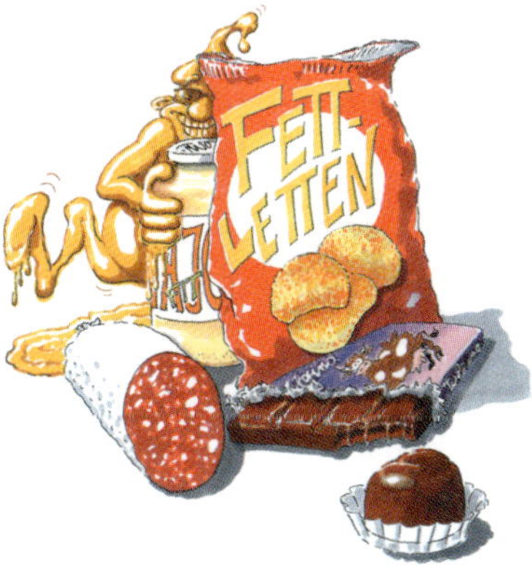

zu einem erquicklichen Tanz für diejenigen werden, die sich dieser Kenntnisse bedienen. Sie wird mit einer entspannten, unverkrampften Haltung zum Essen und dem persönlichen Wohlfühlgewicht belohnt. Ohne Selbstkasteiung und Disziplin wird dem Besitzer der wertvollen Kenntnisse ein Tor zum Wunschgewicht mit Genuß und Freude am Essen geöffnet.

Grundsätzlich müssen wir zwischen verschiedenen Fetten unterscheiden. So wie Holz nicht gleich Holz ist, ist Fett nicht gleich Fett. Für Sie wichtig sind vier große Fettfamilien[4]:

1. Die dicken, langkettigen Fette (LCT)
2. Die schlanken, mittelkettigen Fette (MCT)
3. Der Zündstoff für die Fettverbrennung, konjugierte Linolsäure (CLA)
4. Die Urkraft aus dem Meer für Gesundheit und gute Laune, die Omega-3-Fette.

Beginnen wir mit der Gruppe der langkettigen Fette.

Langkettige Fette – Gift für die Figur

Fettmoleküle haben eine gewisse Ähnlichkeit mit dem Buchstaben E. Der senkrechte Balken besteht aus Glycerin, die drei waagerechten Schenkel

4 In der Ernährungswissenschaft werden die Fette in verschiedenene Gruppen eingeteilt z.B. in gesättigte Fette (langkettige und mittelkettige) und ungesättigte Fette. Bei den ungesättigten Fetten unterscheidet man wiederum die Omega-3-, Omega-6- und Omega-9-Familie. Diese Unterscheidung ist hier eher verwirrend und wurde daher bewußt vermieden.

Abb.: LCT- und MCT-Fette

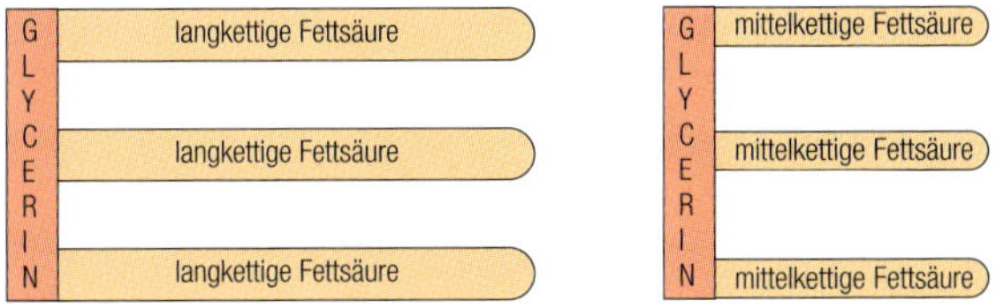

LCT-Fett

MCT-Fett

bilden die mit dem Glycerin verbundenen Fettsäuren. Hiervon existieren zwei bedeutsame Familien, eine mit langen, kräftigen Schenkeln, und eine mit sehr viel kürzeren, schlankeren Schenkeln. Fette mit den langen, kräftigen Schenkeln nennt man LCT-Fett[5] (long-chain-triglyceride), Fette mit den kürzeren, schlanken Schenkeln MCT-Fett (medium-chain-triglyceride, Seite 48).

LCT-Fette sind der konzentrierte Energiespeicher schlechthin. Sie liefern mehr als doppelt soviel Energie wie Eiweiß und Kohlenhydrate. Sie werden außerdem ohne große Umwandlungen direkt in die körpereigenen Fettdepots aufgenommen und daraus nur langsam wieder abgegeben. Ein zuviel an LCT-Fetten macht nicht nur dick, sondern langfristig auch krank. Die Blutgefäße verstopfen wie ein altes Wasserrohr, die Zellen des Körpers werden von der Nährstoffzufuhr abge-

5 Unter LCT-Fetten werden hier ausschließlich langkettige, gesättigte Fette verstanden.

schnitten, leiden Mangel, der Druck in den Blutgefäßen steigt, bis diese Platzen und viele andere ungünstige Effekte mehr. Gleichzeitig haben LCT-Fette nur einen geringen Sättigungseffekt, so daß Sie leicht zuviel davon essen.

Fazit

LCT-Fette machen dick und krank. Sparen Sie LCT-Fette ein.

Ein erwachsener Mann mit 80 kg Körpergewicht sollte maximal 80 g LCT-Fett pro Tag zu sich nehmen, das sind z.B. vier 20 g Butterpäckchen (Hotelbutter). Das große Problem bei den LCT-Fetten ist, daß diese nicht ohne weiteres in einem Lebensmittel erkennbar sind. Sie werden daher auch als ver steckte Fette bezeichnet. Daher läßt sich das Ziel Fett einzusparen nicht alleine dur ch weglassen der sichtbaren Fette er reichen. Zwei Bratwürste hintereinander gegessen und Sie haben die Fettgrenze von 80 g schon deutlich überschritten.

Theoretisch dürfte in einem solchen Fall an diesem Tag kein Gramm Fett mehr gegessen werden. Die sichtbaren Fette wie Butter, Margarine, Öle oder Bratfette sind leicht zu erkennen. 40 g Fett sind aber versteckt

- in 100 g Kartoffelchips (1 Tüte),
- in 6 Scheiben Salami,
- in 10 Trüffelpralinen,
- in 1 1/2 Tafeln Schokolade,
- in 2 1/2 Eßlöffeln Mayonnaise.

Zum Vergleich: 40 g Fett sind auch enthalten in 2,6 l fettarmer Milch oder 40 kg Kartoffeln. Die durchschnittliche LCT-Fettzufuhr für einen Erwachsenen in Deutschland beträgt 100 – 130 g/Tag, das ist eindeutig zuviel! Es ist daher empfehlenswert, Lebensmittel mit einem hohen Anteil versteckter LCT-Fette einzusparen. Außerdem sollten die sichtbaren LCT-Fette sehr sparsam eingesetzt werden. Fettreiche Lebensmittel sättigen nicht so stark wie fettarme und kohlenhydratreiche Lebensmittel (Brot, Müsli, Reis, Nudeln, Kartoffeln).

Meine LCT-Spartipps für Sie

- Versteckte LCT-Fette sind vor allem enthalten in fetten Fleisch- und Wurstsorten (Salami, Zervelatwurst, Leberwurst, Mortadella, Bratwurst, Teewurst, Mettwurst), Cremesuppen, Fertigsoßen, Sahne, fettreichem Käse, Eigelb, Torten, Sahneeis (mit Zucker versetzte Butter), Mousse au chocolat, Schokolade, Pralinen, Marzipan, Nüssen, fritierten Speisen wie Pommes frites und Kartoffelchips, Bratfetten, Pflanzenfetten zum Braten und in Fertiggerichten. Ich empfehle Ihnen daher, diese Lebensmittel bewußt und nur gelegentlich als Genußmittel zu essen.
- Wenn Sie beschichtete Pfannen zum Braten verwenden, können Sie mit deutlich geringeren Mengen an LCT-Bratfetten auskommen als in unbeschichteten Pfannen. Wünschen Sie eine stärkere Bräunung, empfehle ich das Anbraten in einer trockenen, erhitzten, beschichteten Pfanne. Messen Sie dann das LCT-Bratfett mit einem Teelöffel ab, niemals aus der Flasche in die Pfanne gießen!

- Markieren Sie den Ölstand an Ihrer Ölflasche, so daß Sie den Wochenverbrauch nochmals im Auge haben. Besonders fettarme Alternativen sind das Grillen, Dünsten, Dämpfen, Garen in Folie oder die Verwendung eines Römertopfes aus Ton.
- Ich habe mir angewöhnt, Gemüse in Wasser oder Gemüsebrühe zu dünsten, statt in LCT-Fett. Schmeckt hervorragend, macht schlank und vital.

  Früher habe ich Soßen durch Butter, Eigelb und Sahne gebunden. Fettarm können Sie mit Haferschmelzflocken, pürierten Kartoffeln und Gemüse binden. An Stelle von Sahne können Sie auch die fettärmere und geschmacksintensivere Variante Schmand oder noch besser Kondensmilch (4% Fett) einsetzen.
- Fleischbrühe können Sie leicht mit einem speziellen Fettkännchen entfetten. Sie bekommen solche Kännchen in jedem Haushaltswarengeschäft.

  Ich empfehle Ihnen, fettreiche Mayonnaise oder Soßen mit Joghurt oder Milch zu verlängern oder durch z.B. fettarme Mayonnaisen oder selbst hergestellte MCT-Mayonnaise (Anhang 1) auszutauschen.
- Salatdressings gelingen ausgezeichnet auf Joghurtbasis. Würzmischung und kohlensäurehaltiges Mineralwasser zum Glätten dazu und fertig ist die geschmackvolle Alternative. Vorsicht vor Mascarpone und Creme double.
- Als Ersatz für Butter oder fettreiche Margarine bietet sich Magerquark an, den Sie mit Tomaten oder Gurkenscheiben oder mit Konfitüre attraktiv gestalten können. Auch Tomatenmark eignet sich als geschmackvoller Träger für den Belag. Verwen-

den Sie aber nur hochwertige Tomatenmarksorten. So wie Wein nicht gleich Wein ist, ist Tomatenmark nicht gleich Tomatenmark. Ihr Gaumen wird es Ihnen danken. Weitere Alternativen sind Senf oder Meerrettich.

- Margarine und Butter sollten weitgehend eingespart werden, einfach dünner streichen oder auf Weichkäse, Streichkäse, Speisequark oder Hüttenkäse ausweichen.
- Der Hinweis Light-Produkt sagt übrigens nichts über die Qualität aus. Der Begriff wird im Zusammenhang mit Kaffee, Limonaden, Milchprodukten, Damenbinden, Fahrrädern und vielen anderen Waren gebraucht. Achten Sie daher stets auf das Etikett (LCT-Fettgehalt)!
- Entfernen Sie sichtbare Fettränder bei Fleisch und Schinken, bei Geflügel die fettreiche Haut nach dem Garen.

Meine LCT-Spartipps für's Restaurant

- Braten- und Salatsoßen in gesonderter Sauciere bestellen, so können Sie die Fettzufuhr selbst bestimmen.
- Wählen Sie viel Gemüse und Salat, reichlich Salzkartoffeln, Reis oder Nudeln, wenig Soße und wenig Fleisch, vor allem magere Fleischsorten.
- Bevorzugen Sie Fischmahlzeiten – wenn möglich nicht paniert.
- Als Dessert empfehlen sich Obstsalate, rote Grütze, Eis auf Wasserbasis oder Sorbet.

Das LCT-Fettkonto

Um Ihnen das Leben zu erleichtern, möchte ich

Ihnen Ihr persönliches LCT-Konto vorstellen. Es wird in der Umstellungs- und Haltephase (Seite 74) eingesetzt und funktioniert wie ein normales Bankkonto. Mit der Zeit prägen sich automatisch die LCT-reichen und LCT-armen Lebensmittel ein und Sie können auf die Tabelle verzichten. Jedem Lebensmittel wird eine seinem LCT-Gehalt entsprechende Punktzahl zugeordnet, jeweils bezogen auf eine übliche Portionsgröße. Jeder Fettpunkt entspricht einem Gramm Fett. So wird z. B. ein Soja-Milch-Eiweißkonzentrat Pulver (Almased Vitalkost) mit null Fettpunkten, ein Glas Buttermilch (200 ml) mit einem Fettpunkt, ein Becher Schlagsahne (125g, 30%) mit 40 Fettpunkten angerechnet.

So funktioniert's

Unabhängig von Alter, Größe, Geschlecht und Bewegungsumfang erhalten Sie einen Verfügungsrahmen von 60 LCT-Fettpunkten pro Tag, also 420 Fettpunkten pro Woche. Das ist der Zielkorridor. Ihr Gewicht reduziert sich um so schneller, je mehr LCT-Fettpunkte Sie pro Tag einsparen. Ein durch Überziehung strapaziertes Fettkonto kann durch Sparmaßnahmen in der gleichen Woche wieder ausgeglichen werden. Die Wochenpunktzahl soll allerdings eingehalten werden. Durch Bewegung können Sie Fett-Bonus-Punkte erlangen, was im Kapitel *Bewegung macht satt und glücklich* näher beschrieben wird. Tragen Sie auf dem LCT-Fettkonto, das Sie am besten immer bei sich führen (Anhang 3), die jeweilige Fettpunktzahl der genossenen Lebensmittel ein. Summieren Sie am Abend die verbrauchten Punkte und einmal pro Woche die Gesamtmenge.

Die Beispiele zeigen, wie durch die Lebensmittelauswahl der LCT-Gehalt auf ein Viertel der ursprünglichen Menge reduziert werden kann, ohne daß Sie weniger essen müssen oder der Genuß darunter leidet. Mit ein wenig Übung läßt

Tab.: Beispiel für ein LCT-Konto

Frühstück LCT-reich	Fettpunkte
2 Weißmehlbrötchen (jew. 45 g)	1
2 Portionen Butter (jew. 20 g)	32
1 Portionen Konfitüre (20 g)	0
2 Scheiben Gouda 45% F.i.Tr. (jew. 30 g)	18
2 Scheiben Zervelatwurst (jew. 20 g)	12
2 Tassen Kaffee mit Kondensmilch 12% (1 Kaffeelöffel)	2
Summe Fettpunkte	65

Frühstück LCT-arm	Fettpunkte
2 Vollkornbrötchen (jew. 60 g)	2
2 Portionen Magerquark (jew. 20 g)	0
1 Portionen Fruchtzucker-Konfitüre (20 g)[6]	0
2 Scheiben Gouda 30% F.i.Tr. (jew. 30 g)	10
1 Portion Tomatenmark (20 g)	0
2 Scheiben Rauchfleisch (jew. 20 g)	4
2 Tassen Kaffee mit Milch 0,3 % Fett	0
Summe Fettpunkte	16

6 Fruchtzucker beeinflußt den Insulinspiegel nicht und verhindert daher Heißhungerattacken. Fruchtzucker-Konfitüre erhalten Sie als Diabetiker-Marmelade im Lebensmitteleinzelhandel.

sich der Fettgehalt eines Frühstücks bis auf wenige Fettpunkte absenken, was Ihre Figur und Gesundheit beflügelt.

Eine Tabelle mit den wichtigsten Lebensmitteln finden Sie im Anhang. Wenn Sie ein Produkt oder eine Fertigmahlzeit nicht in der Tabelle finden, hilft Ihnen mein praktischer *Fett-macht-SCHLANK-Einkaufsführer* mit 2200 Lebensmitteln und vielen Fertigprodukten großer Supermärkte, Tiefkühllieferanten und Reformhäuser für die Handtasche. So finden Sie in Sekundenschnelle dank alphabetischer Reihenfolge die Fettpunkte zu Ihrem Lebensmittel. Sie erhalten den Fett-macht-SCHLANK-Einkaufsführer im Buchhandel.

Schlanke Fette – spielend abnehmen

Im vorhergehenden Abschnitt haben wir besprochen, wie Sie LCT-Fett einsparen. In diesem Teil geht es darum, schlanke Fette (MCT-Fette) zuzuführen, da diese die Gewichtsreduktion erleichtern können. MCT-Fette werden als Fettpunkte nicht angerechnet. MCT-Fette sind bereits seit über 35 Jahren zur Ernährung von Patienten mit bestimmten Magen-Darm-Erkrankungen im Einsatz, wobei der gewichtsbeeinflussende Effekt bisher einfach übersehen wurde. Sie sind leicht verdaulich und sogar für empfindliche Patienten geeignet. MCT-Fette werden vollständig vom Körper verbrannt und landen daher nicht auf den Hüften. Einfach gesagt wird die überschüssige Energie der MCT-Fette als Wärme abgegeben.

Abb.: LCT und MCT-Fette

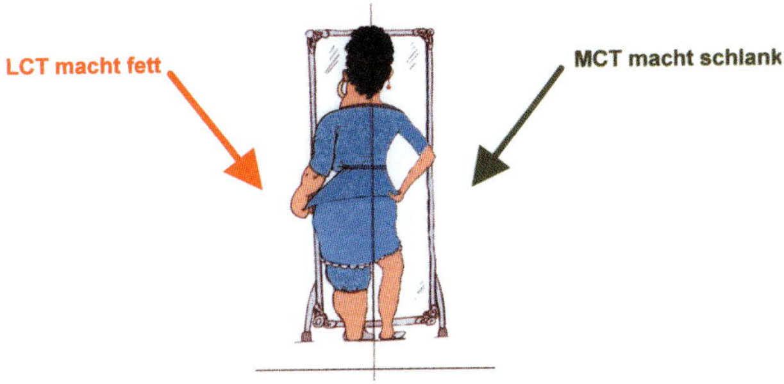

Wenn Sie LCT-Fette gegen MCT-Fette austauschen, können Sie bei der Gewichtsreduktion einen höheren Abnahmeerfolg erzielen. Durch die Zufuhr von MCT-Fetten kann sogar der Energiebedarf angehoben werden. Das Ergebnis: pro Tag schmelzen 100 bis 120 kcal aus den körpereigenen Fettdepots zusätzlich dahin, was etwa 400 g bis 500 g Gewichtsverlust aus den Fettdepots pro Monat bedeutet oder rechnerisch bis zu 6 kg pro Jahr ganz nebenbei.

Fazit

LCT-Fette gegen MCT-Fette weitgehend austauschen. Dadurch wird ein weiterer Aufbau von Körperfett verhindert und ganz nebenbei täglich ein Teil der Fettdepots mit verbrannt. MCT-Fette gehören zu einer schlanken Ernährung wie Zahncreme zum Zähneputzen.

Weitere Vorteile

- MCT-Fettgenuß ist möglich,
- geschmacklich neutrale Öle (können mit Gewürzen und Kräutern verfeinert werden, Rezepte mit MCT-Fetten im Anhang 1),

- MCT-Fette mindern das Hungergefühl.
- MCT-Fette haben nach bisherigem Erkenntnissen keinen Einfluß auf die Blutfettwerte.
- MCT-Fette können die Abwehrkräfte positiv beeinflussen.

Meine Empfehlung für Diabetiker: MCT-Fette sollten bei Ihnen nur nach Rücksprache mit dem behandelnden Hausarzt eingesetzt werden.

Anwendungs- und Zubereitungshinweise

Wichtig ist, daß MCT-Fette genau wie folgt in die Ernährung eingeführt werden, so daß sich der Darm daran gewöhnen kann. Starten Sie mit 1 Eßlöffel (10 Gramm) pro Tag und steigern Sie täglich um einen weiteren Eßlöffel, so daß Sie nach wenigen Tagen eine Menge zwischen 4–6 Eßlöffeln (40 bis 60 Gramm) zuführen. Tagesmengen bis maximal 150 g werden vertragen. Steigern Sie zu schnell, dann kann es kurzfristig zu ungefährlichem Durchfall, Bauch- oder Kopfschmerzen kommen.

Zufuhrempfehlung

optimal 4–6 Eßlöffel = 40–60 g, max. 150 g/Tag = 15 Eßlöffel.

Reine MCT-Fette sind temperaturempfindlich (bis 120 °C stabil). Durch Zugabe von Weizenkeimöl (Mischungsverhältnis 9 + 1) wird das Öl temperaturstabiler (bis ca. 150 °C) und kann zum Anbraten verwendet werden[7]. Die Mischung können Sie

[7] Auch um eine Zufuhr an den unentbehrlichen Fettsäuren Linolsäure, alpha-Linolensäure und an reichlich Vitamin E sicherzustellen, empfehle ich eine solche Mischung.

entweder selbst herstellen oder auf eine kostengünstige, fertige MCT-Weizenkeimöl Mischung zurückgreifen. Bezugsquellen teile ich Ihnen auf Wunsch gern mit. Sie können es als Salatöl oder zur Herstellung von Soßen oder als Zutat zu heißen Speisen verwenden, allerdings nicht zum Fritieren. Backen ist möglich. Längeres stehen lassen (mehrere Stunden) oder das Wiederaufwärmen von MCT-haltigen Mahlzeiten muß wegen der Bildung von Bitterstoffen vermieden werden. MCT-Öle selbst sind ungekühlt bei Raumtemperatur trocken gelagert auch angebrochen mehrere Wochen haltbar. Wenn Sie Ihr Zielgewicht erreicht haben, können Sie die tägliche MCT-Menge reduzieren und/oder mehr essen, bis sich das Gewicht stabilisiert.

Natürliches CLA – beschleunigt die Fettverbrennung

Verbessern können Sie den MCT-Effekt noch durch »konjugierte Linolsäure[8]« die man auch als CLA bezeichnet. CLA ist eine spezielle Fettkomponente, die in kleinen Mengen enthalten ist in Milchprodukten, Käse in Schaffleisch und Muttermilch. CLA zeigt eine Reihe überaus interessanter Effekte, die für uns wichtig sind.

CLA kann den Fettabbau beschleunigen und den Aufbau von Muskulatur unterstützen. Ein Effekt,

[8] Konjugierte Linolsäure ist nicht zu verwechseln mit Linolsäure.

der im Rahmen einer Gewichtsreduktion außerordentlich kostbar ist, denn die Fettverbrennung ist bei den meisten verlangsamt und eine Gewichtsreduktion fällt daher besonders schwer. Mehr Muskulatur bedeutet auch gleichzeitig mehr Fett verbrennende Kraftwerke und damit eine schnellere Gewichtsreduktion. LCT-Fett verhält sich im Körper wie ein schwer entflammbares Material. Stellen Sie sich vor, Sie wollen Grillen und müssen die Grillkohle entzünden. Mit einem Streichholz gelingt das nicht ohne weiteres. Sie verwenden einen Zündstoff wie Alkohol oder Benzin. Das Verhältnis von CLA zu Körperfett gestaltet sich ähnlich. Da natürliche Quellen nur relativ wenig CLA enthalten, kann bei einer Gewichtsreduktion ein CLA-Kapselpräparat nützlich sein.

Meine Empfehlung für Sie

Nicht jedes Präparat mit der Deklaration CLA ist auch wirksam! Achten Sie daher auf das Etikett. Mindestens 80% CLA sollten enthalten sein. Ich empfehle einmal täglich zwei Kapseln mit jeweils 500 mg 80%igem CLA.

Ein Versuch mit CLA ist für jeden geeignet, der seinen Körper beim Fettabbau unterstützen oder bereits erreichte Erfolge stabilisieren möchte. CLA hat darüber hinaus antiallergische Eigenschaften. CLA kann daher für Betroffene von doppeltem Nutzen sein. Ein weiterer positiver Effekt ist der Schutz gegen Krebserkrankungen, welcher in Tierversuchen einwandfrei nachgewiesen werden konnte. Weiterhin existieren Hinweise auf positive Effekte bei Diabetes.

Jungbrunnen Omega-3-Fette: die Urkraft aus dem Meer

Eskimos leiden nur selten an Herz-Kreislauf-Erkrankungen. Heute weiß man, daß die fischreiche Ernährung der Bevölkerung der Grund ist. Kaltwasserfische enthalten sogenannte Omega-3-Fette, die phantastische Wirkungen auf unsere Gesundheit, das Aussehen und unsere Stimmung haben. Inzwischen liegen mehr als 6000 Forschungsarbeiten vor. Omega-3-Fette sind an derart grundlegenden Funktionen im Körper beteiligt, daß deren Fehlen zu einer großen Zahl von Krankheiten führt. Omega-3-Fette weisen die folgenden Wirkungen auf:

- Sie verbessern die Blutfettwerte,
- verbessern die Durchblutung durch Weitstellung der Blutgefäße,
- lassen alte Blutgefäße wieder elastisch werden,
- verbessern die Fließfähigkeit des Blutes,
- normalisieren den Blutdruck und beugen daher der Arteriosklerose vor,
- verhindern bzw. verbessern ein krankhaftes, unrhythmisches Schlagen des Herzens,
- schwächen krankhafte Entzündungsprozesse ab,
- lindern Schmerzen,
- kontrollieren die Abwehrkräfte,
- mildern Allergien ab,
- verhindern die Entstehung und bremsen das Wachstum von bestehenden Tumoren,
- verbessern die Streßtoleranz,
- verbessern die Konzentrations- und geistige Leistungsfähigkeit,
- sorgen für eine gesunde, glatte und straffe Haut
- und sie machen glücklich wie ein Fisch im Wasser, was während der Gewichtsreduktion entscheidend wichtig ist.

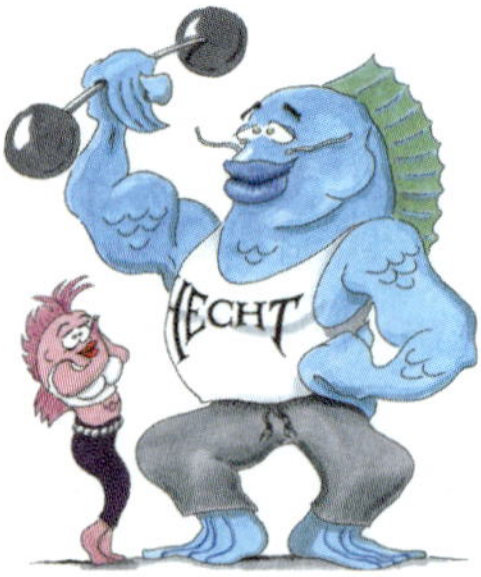

Zahlreiche Erkrankungen wie Depressionen, Arteriosklerose, Bluthochdruck, erhöhte Blutfettwerte, Herzarrhythmien, chronisch entzündliche Darmerkrankungen, Diabetes mellitus, rheumatische Erkrankungen, Gelenkerkrankungen, Psoriasis, Krebs, Akne, Asthma, Migräne, Neurodermitis sind folglich entweder durch einen Mangel an Omega-3-Fetten verursacht oder dieser ist zumindest begleitend mit von Bedeutung.

Kurz und Bündig

Omega-3-Fette erhalten uns jung, fit, gesund, leistungsfähig und gut gelaunt! Omega-3-Fette sind grundsätzlich für alle Personengruppen geeignet und bringen gesundheitliche Vorteile.

Nicht nur bei Hochleistungssportlern zählen Omega-3-Fette inzwischen zu einem Geheimtipp, auch der ehemalige US-Präsident Bill Clinton ist ein Fan.

Obgleich wir im Schlaraffenland leben, treten trotzdem Mangelversorgungen mit Omega-3-Fetten auf. Ich stelle die Behauptung auf, daß durch eine flächendeckende, dauerhafte Versorgung der Bevölkerung mit Omega-3-Fetten eine erhebliche Reduktion von Herz-Kreislauf- und Krebs-Todesfällen zu erreichen ist. Zu den Omega-3-Fetten gehören im wesentlichen drei Substanzen. EPA, DHA und DPA, was die Abkürzungen für die Zungenbrecher Eicosapentaensäure, Docosahexaensäure und Docosapentaensäure sind. Der Einfachheit halber verwende ich daher weiterhin die Kurzworte.

Enthalten sind Omega-3-Fette in den Kaltwasserfischen Makrele, Lachs, Hering und Thunfisch[9]. Kaufen Sie am besten rohe, geräucherte oder in eigenem Saft eingelegte Ware ohne Öl oder Sahne. Fischkonserven stellen grundsätzlich eine reiche Omega-3-Quelle dar, sind aber wegen der an gesättigten Fetten reichen Marinaden und der großen Kochsalzmengen (1g pro Konserve) die 2. Wahl.

Zwei Probleme sind von besonderer Bedeutung. Zum einen der Aufwand der Zubereitung, zum anderen die schwankenden Gehalte an Omega-3-Fetten in Fischen in Abhängigkeit von der Herkunft und Jahreszeit. Wer daher sicher sein will, oder Fisch nicht mag, kann zu Fischölkonzentraten greifen. Ausgezeichnete Präparate kennzeichnen sich durch drei Merkmale:

---

9 Quellen für Omega-3-Fette sind auch Sojaöl, Leinöl, Hanföl und Rapsöl welche eine Vorstufe der Omega-3-Fettsäuren, die sog. α-Linolensäure enthalten. Allerdings muß diese vom Körper chemisch verändert werden, um daraus die benötigte Eicosapentaensäure herzustellen, was beim Menschen nur in äußerst geringem Umfang möglich ist. Eine Deckung des Bedarfs an Omega-3-Fetten allein über pflanzliche Öle ist daher nur bedingt möglich.

1. sie enthalten etwa 60% Omega-3-Fette und
2. sie haben einem besonders hohen DHA-Gehalt (mindestens 35%), denn DHA sorgt für gute Laune beim Abnehmen. Minderwertigere Ware enthält zumeist mehr EPA statt DHA, typisch beispielsweise 18% EPA, 12% DHA. Sparen Sie ihr Geld für gute Präparate, oder wollen Sie 10 Kapseln pro Tag einnehmen?
3. Wichtig ist auch der Gehalt an Vitamin E, was für einen optimalen Schutz der empfindlichen Omega-3-Fette sorgt.

Tipp: Ebenfalls häufig angebotene Lebertranpräparate sind als Omega-3-Quellen nicht zu empfehlen. Lebertran enthält nur einen Bruchteil der kostbaren Omega-3-Fette im Vergleich zu hochwertigen Präparaten (20% im Vergleich zu 60%). DBezugsquellen für hochwertigste und kostengünstige Präparate teile ich Ihnen auf Wunsch gern mit.

Meine Empfehlung für Sie

Greifen Sie zu DHA-Hochkonzentraten Mit 1 g (i.d.R. zwei Kapseln) pro Tag decken Sie den Bedarf sicher ab.

Bereits nach zweiwöchiger Einnahmedauer von DHA-Konzentraten sind erste Effekte nachweisbar. Im Hinblick auf die Herz-Kreislauf-Gesundheit ist die kombinierte Anwendung von Omega-3-Fetten und CLA besonders effektiv. Patienten mit erhöhten Blutfettspiegeln zeigten bei kombinierter Anwendung von CLA und Omega-3-Fetten jeweils deutlich bessere Ergebnisse als die Anwendung von CLA oder Omega-3-Fetten alleine. So kam es bei einer Kombination von CLA und Omega-3-Fetten zu einer Anhebung des Adernschutzstoffes HDL, gleichzeitig wurden die gefährlichen Triglyceridwerte deutlich gesenkt, ebenso das schädliche LDL-Cholesterin. Wenn Sie Medikamente einnehmen, kann es jedoch sein, daß deren Dosis bei gleichzeitiger Einnahme von Omega-3-Fetten angepaßt, also verringert werden muß. Fragen Sie Ihren Hausarzt.

Vitalstoffe – Doping im Einklang mit der Natur

Neben den Hauptnährstoffen Eiweiß, Kohlenhydraten und Fetten benötigt der Körper für ein Leistungsoptimum noch eine Fülle von Vitaminen, Mineralstoffen, Spurenelementen und Vitalstoffen.

Wie kann man es schaffen, diese Fülle an Stoffen in der richtigen Menge täglich zu konsumieren? Ohne ein geeignetes Kombinationspräparat ist es kaum möglich, alle Vitamine, Mineralstoffe und Spurenelemente in den optimalen Mengen täglich zuzuführen. Vor allem bei besonderen Belastungssituationen wie beruflichem Streß, Krankheiten, bei sportlichen Aktivitäten oder in der zweiten Lebenshälfte empfiehlt sich die Ergänzung durch ein entsprechendes Präparat. Lassen Sie sich beraten. Der Anhang 4 gibt einen Überblick über den Bedarf an Vitaminen, Mineralstoffen und Spurenelementen, deren Funktion und Quellen. Noch spannender als Vitamine, Mineralstoffe und Spurenelemente ist das Thema Vitalstoffe.

Vitalstoffe sind Verbindungen, die vorwiegend von Pflanzen gebildet werden und für Gesundheit und Wohlbefinden außerordentlich wertvoll sind. Zunächst einmal handelt es sich nicht um einen Stoff, sondern um eine Gruppe von Verbindungen. Sie werden grob eingeteilt in:

- Carotinoide (rote und gelbe Früchte, Gemüse)
- Glucosinolate (Kohlarten, Senf, Meerrettich)
- Monoterpene (Ätherische Öle in Aprikosen, Himbeeren, Weintrauben, Heidelbeeren, Orangen, Kümmel, Anis, Fenchel, Pfefferminz)
- Phytoöstrogene (Soja, Leinsamen)
- Phytosterine (Pflanzensamen und -öle, Sonnenblumenkerne, Sojaöl)
- Polyphenole (Gemüse, Obst, Wein, Gewürze)
- Protease-Inhibitoren (Soja, Getreide)
- Saponine (Sojabohne, Hülsenfrüchte)
- Sulfide (Zwiebeln, Knoblauch, Kohlarten)

Wer seine Ernährung optimiert, kann von ihnen entscheidend profitieren. Hauptquellen sind Gemüse und Obst. Japaner z. B. haben weltweit die höchste Lebenserwartung. Frauen und Männer in Japan haben eine außerordentlich niedrige Rate bei Brust-, Gebärmutterschleimhaut-, Prostata- und Dickdarmkrebs. Gleiches gilt für das Thema Herzinfarkt. Hier ist das Risiko in Japan um etwa 50 Prozent kleiner als in Amerika. Bestimmte in der Sojabohne enthaltene Vitalstoffe sind hierfür hauptsächlich verantwortlich.

Soja – Longlife-power aus Fernost

Sojaprodukte sind hierzulande kaum gebräuchlich. Dies ist überaus bedauerlich, denn in der Sojabohne schlummern ungeahnte gesundheitliche Kräfte. Die Sojabohne enthält beachtliche Mengen an den Vitaminen B und E (Tabelle Anhang 4) und große Mengen an Vitalstoffen.

Hier sind das Cholin und die Phytoöstrogene von besonderer Bedeutung. Einer der wichtigsten Gehirnbotenstoffe, der Signale von einer Nervenzelle zur nächsten überträgt, ist das Acetylcholin. Er ist außerordentlich bedeutsam für das Gedächtnis und die Lernfähigkeit. Ein Mangel führt zu Vergeßlichkeit. Cholin als Vorstufe von Acetylcholin hebt die Acetylcholinspiegel im Gehirn an.

Asiatische Frauen beispielsweise kennen das Problem der Wechseljahresbeschwerden überhaupt nicht. Verantwortlich hierfür sind die Phytoöstrogene. Hitzewallungen als Zeichen von Wechseljahresbeschwerden sind in Japan so selten, daß es dafür nicht einmal ein Wort gibt! Die beiden Wunderstoffe in der Sojabohne heißen Genistein und Daidzein.

Tab.: Vitalstoffe in Lebensmitteln

Lebensmitteln	Genistein*	Daidzein*
Sojabohnen	729	546
Sojabohnenkeimlinge	230	138
Tofu	166	76
Sojabohnenpaste	171	159
Sojamilch	26	18
Sojawürstchen	139	49
Sojasoße	5	8

* in mg/kg Frischgewicht

Da Sojawürstchen, Tofu, Sojamehl und andere Produkte geschmacklich gewöhnungsbedürftig sind, hat eine deutsche Forschergruppe mit einem wohlschmeckenden Soja-Milcheiweiß-Honig-Präparat (Almased Vitalkost aus der Apotheke) Versuche unternommen, um festzustellen, ob diese Vitalstoffe auch in das Blut gelangen. Das Ergebnis: Bereits nach 14 Tagen stiegen die Vitalstoffpegel auf das 10-fache, nach 28 Tagen sogar auf das 20-fache der Ausgangswerte. Und die Teilnehmer der Studie speckten natürlich gleichzeitig kräftig ab. Damit besteht auch für Sie die Möglichkeit, einfach die positiven Effekte der Sojabohne im Rahmen einer gesunden, gewichtsreduzierenden Ernährung zu nutzen.

Meine Empfehlung für Sie

Wenn Sie nicht zu den Liebhabern einer asiatischen Küche gehören, empfehle ich zum Auffüllen der Eiweiß- und Vitalstoffdepots das Soja-Milcheiweiß-Kombipräparat Almased Vitalkost aus der Apotheke. Ich persönlich verwende es täglich.

Grüner Tee

Die Vitalstoffquelle schlechthin mobilisiert Körper und Geist und unterstützt Sie ideal beim Abnehmen. Koffein aus grünem Tee entfaltet seine anregende Wirkung langsamer und länger als aus Kaffee oder schwarzem Tee. Herzrasen und Kopfschmerzen wie bei übermäßigem Kaffeegenuß treten daher nicht auf, vielmehr eine angenehme Anregung und Entspannung zugleich. Grüner Tee unterstützt den Körper wirksam bei der Ausscheidung von Giften. Im menschlichen Fettgewebe sammeln sich zahlreiche Schadstoffe, die beim Fettabbau freigesetzt werden. Einige davon können über die Nieren ausgeschieden werden, wofür sich grüner Tee als ideale Ergänzung anbietet. Einige Forschungsarbeiten zeigen sogar einen anregenden Effekt auf die Fettverbrennung. Grüner Tee enthält darüber hinaus Schutzsubstanzen, die 100 mal stärker als Vitamin C vor giftigen Stoffwechselprodukten und Krebs schützen. Grüner Tee läßt die Haut straffer und jünger aussehen und schützt vor schädigender UV-Strahlung. Immer mehr Kosmetikfirmen bauen Grünteextrakte daher in ihre Pflegeprodukte ein. Grüner Tee ist auch als gekühltes Getränk beispielsweise am Strand ideal geeignet. Zwei bis drei Tassen sollten es pro Tag schon sein.

Meine Empfehlung für Sie

Wenn Sie eine Kanne grünen Tee zubereiten, geben Sie eine kleine Messerspitze Vitamin C dazu, so behält der Tee lange Zeit seine goldgelbe Farbe und die Vitalstoffe bleiben aktiv. Wer mag, kann noch eine Messerspitze Magnesiumcitrat, das Sie in der Apotheke als weißes Pulver erhalten, ergänzen. Magnesium stärkt die Nerven, beugt Streß vor und sorgt für innere Harmonie, Entspannung und Wohlbefinden. Durch das Citrat wird die Ausscheidung von Stoffwechselgiften weiter unterstützt, und der Tee erhält einen zitronenartigen Geschmack. Das erleichtert Kaffee-Umsteigern den Wechsel.

Käsepower für Antriebsschwache

Gereifte, ältere Käsesorten haben interessante Effekte. Durch den bei der Lagerung von Käse einsetzenden Reifeprozeß bilden sich aus dem Eiweiß der Milch unter anderem zwei Verbindungen (Tyramin und Phenylethylamin). Beide Stoffe haben einen stark anregenden Einfluß auf den Stoffwechsel, halten wach und leistungsfähig für mehrere Stunden. Wer also länger konzentriert arbeiten möchte oder bei nächtlichen Autofahrten empfiehlt sich der Genuß von mittelaltem oder altem Gouda. Die Wirkung setzt etwa eine halbe Stunde nach dem Verzehr ein und hält für mehrere Stunden an, stärker als jede Koffein-Dosis. Die für Sie richtige individuelle Menge müssen Sie allerdings ertesten, denn zuviel Käse schadet nicht nur der Figur, sondern bereitet heftige Kopfschmerzen.

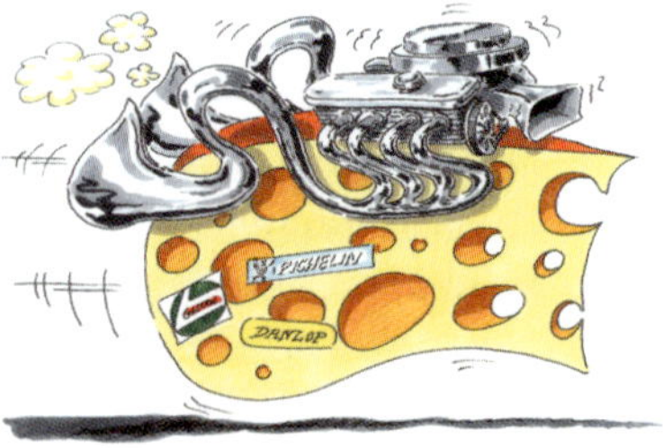

Fruchtsaft
Mixen Sie sich Ihren Vitalstoff-Frühstücksdrink doch selbst. Mein Rezept: Man nehme eine frisch gepreßte Zitrone, gebe eine Messerspitze Vitamin C, zwei Messerspitzen Kaliumcitrat und zwei Messerspitzen Magnesiumcitrat hinzu und füllt mit Diät-Multivitaminsaft auf. Die in der Zitrone enthaltenen Flavonoide verstärken die Wirkung des Vitamin C um ein Vielfaches. Kalium unterstützt den Effekt von Magnesium und sorgt für einen stabilen Kreislauf und Blutdruck. Kaliumcitrat erhalten Sie als weißes Pulver in Ihrer Apotheke.

Der Weg zum Ziel – von der Theorie zur Praxis

Zunächst empfehle ich Ihnen eine auf 200 Gramm genaue Körpergewichtswaage, mit der Sie täglich zur gleichen Zeit am besten ohne Bekleidung Ihr Gewicht messen, um eine Rückmeldung über Ihre Fortschritte zu erhalten. Solange Sie Ihr Zielgewicht noch nicht erreicht haben, sollten Sie sich täglich wiegen, danach jeden zweiten Tag, wenn sich Ihr Wunschgewicht nach drei Monaten stabilisiert hat, jeweils nur noch einmal pro Woche.
Sie haben in den vorangegangenen Kapiteln eine Menge über eine gesunde und schlank-machende Ernährung erfahren. Was können wir nun gemeinsam unternehmen? Eine langsame Kostum-

stellung ist prinzipiell der sinnvollste Weg, der sich allerdings in der Praxis wegen nur geringer und langsamer Erfolge nicht bewährt hat. Viele brauchen gerade am Anfang einen einfacheren und stärker motivierenden Einstieg.
Die in den vorangegangenen Kapiteln beschriebenen Möglichkeiten stehen im Mittelpunkt. Den besten, schnellsten und sichersten Erfolg erzielen Sie durch Kombination von Almased Vitalkost (Apotheke), MCT plus Weizenkeimöl, CLA und DHA. Bei Fragen hierzu rufen Sie mich einfach an oder senden Sie mir ein Fax oder eine E-Mail (siehe letzte Seite).

Start-Phase (2 Tage)

Die Startphase dient dazu, den Körper auf eine Fettverbrennung vorzubereiten. Hierzu ist es wichtig, eine praktisch LCT-freie und eiweißreiche Ernährung sicherzustellen. Zu diesem Zweck können Sie mit vier Eiweißmahlzeiten (Almased) pro Tag starten. Rühren Sie die empfohlene Menge Eiweißpulver in Magermilch ein. Nehmen Sie diese Mahlzeiten am besten im vier-Stunden-Rhythmus zu sich. So kann der Körper die Eiweißportionen ideal aufnehmen und verwerten. Trinken Sie etwa drei Liter kalorienfreies Mineralwasser oder Früchtetee. Schwarzer oder grüner Tee oder Kaffee mit Trinkmilch und Süßstoff ist möglich (ohne Zucker!). Sie können beliebige Mengen an frischem Obst oder rohem Gemüse zusätzlich genießen. Um die Fettverbrennung optimal mit anzuregen, können Sie mit 2 Kapseln CLA morgens zu einem Eiweiß-Shake starten. Mischen Sie jede Eiweiß-Mahlzeit mit einem Teelöffel MCT-Weizenkeimöl-Mischung. Zusätzlich empfehle ich Ihnen DHA für gute Laune, einen stabilen Kreislauf und ein starkes Abwehrsystem. Starten Sie mit zwei Kapseln. Nehmen Sie diese am besten abends zu einem Eiweiß-Shake ein, so daß über Nacht die wertvollen Stoffe ideal aus dem Darm aufgenommen werden können. Die Omega-3-Effekte (DHA) bauen sich in den ersten vier Wochen auf. Bereits nach zwei Wochen sind deutliche Effekte meßbar. Sie können daher mit den Omega-3-Fetten auch schon vor Beginn der Startphase anfangen und bis zur Haltephase in dieser Dosierung fortsetzen.

Beispiel

07:00 Uhr	Eiweiß-Shake + 1 Teelöffel MCT-Öl-Mischung	+	1 g (2 Kapseln) CLA
11:00 Uhr	Eiweiß-Shake + 1 Teelöffel MCT-Öl-Mischung		
15:00 Uhr	Eiweiß-Shake + 1 Teelöffel MCT-Öl-Mischung		
19:00 Uhr	Eiweiß-Shake + 1 Teelöffel MCT-Öl-Mischung	+	1g (2 Kapseln)-DHA

Meine Empfehlung für Sie

Sorgen Sie für ausreichende Mengen an Obst und Gemüse (Rohkost) im Haushalt. Für beide gilt keine Mengenbegrenzung!

Reduktionsphase

Diese Phase beginnt mit dem dritten Tag. Hierbei werden zwei normale Mahlzeiten beibehalten, beispielsweise Frühstück und Mittagessen. Eine ideale Frühstückskombination, wie ich Sie gerne verwende, besteht aus 2 bis 4 gehäuften Eßlöffeln der Soja-Milch-Eiweiß-Kombination Almased Vitalkost (Apotheke), zwei bis drei gehäuften Eßlöffeln Früchtemüsli, einer Banane und einem weiteren Stück Obst nach Wahl. Das Ganze mit fettarmer Milch oder einem Diät-Multivitaminsaft je nach Geschmacksvorlieben gemischt, ergibt ein schmackhaftes und prächtig sättigendes Vitalmüsli, daß Sie mit bester Laune und Power durch den Tag bringt. Wenn Sie sich die Freiheit geben, es einmal auszuprobieren, werden Sie spüren, wie sehr Ihr Körper nach einer solch kraftvollen, natürlichen Nahrung, dürstet. Eiweiß ist die Gehirn-Nahrung schlechthin. Sie werden strotzen vor jugendlicher Kraft, da ist jede Tasse Kaffee überflüssig. Hören Sie auf Ihren Körper. Kultivieren Sie Ihre innere Stimme und Ihr Körpergefühl. Wenn Sie es einmal angeboten haben, können Sie gar nicht mehr anders als diesem gesunden, kraftvollen Weg zu folgen. Probieren Sie es mal aus, wie Sie sich nach einem normalen deutschen Standardfrühstück fühlen. Ein gekochtes Ei, zwei Weißmehl-Brötchen mit Butter, Aufschnitt und Marmelade. Auch wenn Sie mit ausreichend Schlaf in der Nacht aufgewacht sind, können Sie sich nach einem solchen Frühstück gleich wieder ins Bett legen, um die anstrengende Verstoffwechselungsarbeit zu leisten. Da brauchen Sie schon eine halbe Kanne starken Kaffee, um dieses kraftraubende Frühstück zu überstehen. Lebensmittel dienen von der Natur grundsätzlich erst einmal dazu, uns Energie zum Leben zu liefern. Natürliche Lebensmittel leisten dies, viele künstliche Lebensmittel rauben uns stattdessen Energie, indem ungesunde Stoffe (LCT-Fette, schnelle Kohlenhydrate, Arteriengifte, Entzündungsförderer) zugeführt werden. Spüren Sie einmal genau hin, was macht dieses Essen mit mir? Geht es mir gut danach?

Zum Mittagessen bieten sich große, sättigende Portionen an Nudeln, Reis, Kartoffeln, Gemüse und Salat an oder für unterwegs Vollkornbrot. Dabei ist wichtig, daß eine LCT-arme oder nur wenig Soße verwendet wird bzw. wenig Brotbelag. Eine fette Sahnesoße, in der die Nudeln wie einsam Ertrinkende schwimmen, ist nicht sinnvoll. Prächtig schmeckende Soßen können Sie auch mit der MCT-Weizenkeimöl-Mischung, für die diese Mengenbeschränkung natürlich nicht gilt, leicht selbst herstellen. Wenn Sie auswärts essen, lassen Sie sich die Soße getrennt in einer Sauciere servieren, so daß Sie die Menge frei wählen können. Das funktioniert auch in den meisten Kantinen, wenn sie freundlich nachfragen. Fettes Fleisch sollte selten dabei sein, wenn schon, dann unpanierte Filets, besser jedoch Fisch. Auch banale Fischstäbchen sind immer noch sinnvoller als das panierte Kotelett. Übrigens: Gemüse und Salat gehören zu einem guten Essen dazu, *nicht* Gemüse oder Salat.

Abendbrot und Spätmahlzeit werden durch einen Soja-Eiweiß-Milchshake mit jeweils einem Teelöffel MCT-Weizenkeimöl-Mischung ersetzt. Nehmen Sie in dieser Phase zusätzlich zwei bis vier Eßlöffel MCT-Weizenkeimöl-Mischung pro Tag zu sich, da hierdurch Ihr Energieverbrauch angeregt wird. Sie nehmen schneller ab. Bereiten Sie z. B. die Mittagsmahlzeit mit langsam steigenden Mengen MCT-Mischung zu. Behalten Sie die CLA-Einnahme in der Menge zwei Kapseln pro Tag während der gesamten Reduktionsphase bei. Diese Phase können Sie bis zum erreichten Wunschgewicht fortsetzen. Die Flüssigkeitszufuhr über Tag weiterhin bei 3 Litern halten. Durch den Abbau des Fettgewebes werden die darin gespeicherten Schadstoffe vermehrt freigesetzt und müssen ausgeschieden werden. Solange der Urin farblos ist, sind Sie im sicheren Bereich. Obst und Gemüse (Rohkost) können Sie unbegrenzt jederzeit essen.

Beispiel

08:00 Uhr	Frühstück	Vitalstoffmüsli oder Vollkorn Brot oder/und Vollkorn Brötchen mit LCT-armen Belagen	1 g (2 Kapseln) CLA
12:00 Uhr	Mittagessen	Reis oder Nudeln oder Kartoffeln, Gemüse und Salat, Fisch (dreimal wöchentlich), fettarmes Fleisch (maximal dreimal wöchentlich), verfeinert mit 2–4 Eßlöffeln MCT-Öl-Weizenkeimöl-Mischung	
16:00 Uhr	Nachmittagsmahlzeit	Eiweiß-Shake + 1 Eßlöffel MCT-Weizenkeimöl-Mischung	
20:00 Uhr	Abendmahlzeit	Eiweiß-Shake + 1 Eßlöffel MCT-Weizenkeimöl-Mischung	1 g (2 Kapseln) DHA

Was tun, wenn der Heißhunger kommt?

Heißhunger ist ein sicheres Zeichen, daß der Blutzuckerspiegel stark gefallen ist und sich auf einem niedrigen Niveau befindet. Typische Anzeichen sind kalter Schweiß, Gereiztheit, Fingerzittern, Herzklopfen. Ursachen können zu lange Pausen zwischen den Mahlzeiten, eine vorhergegangene Flutwelle an isolierten Kohlenhydraten mit dann folgendem starken Blutzuckerabfall oder der falsche, radikale Verzicht auf bestimmte Lebensmittel sein. Es ist sinnvoll, Heißhungerattacken zu vermeiden.

Bei Heißhunger auf Süßes, der in der ersten Phase einer Umstellung auftreten kann, können Sie sich wie folgt helfen: Erst einmal eine oder zwei Bananen oder auch mehr Bananen essen und abwarten. Zum einen haben Bananen einen hohen Sättigungseffekt, zum anderen glätten sie schonend einen gesenkten Blutzuckerspiegel. Außerdem leiten Sie Bananen aus dem Stimmungstief. Egal welches Obst/Gemüse (Rohkost) und welche Menge, Sie können sich daran beliebig satt essen, denn Obst/Gemüse landet nicht in ihren Fettdepots (Ausnahme Avocado). Auch fettarme Joghurt- oder Quarksorten eignen sich bestens.

Tipp

Übrigens können Sie die MCT-Weizenkeimöl-Mischung auch prächtig in Quark, Joghurt oder Milch auflösen. Gibt einen herrlich sahnigen Geschmack! Genuß ohne Reue und der Heißhunger zieht von dannen.

Heißhunger läßt sich gut durch eine Tasse Kaffee, Espresso, grünem Tee oder Cappuccino mit Milch und Süßstoff austricksen. Lenken Sie sich danach ab, indem Sie Ihre Lieblingsmusik hören, fernsehen, lesen, Ihrem Hobby nachgehen, arbeiten oder anderweitig aktiv werden. Heißhunger verschwindet nach einer halben Stunde Warten von allein. Greifen Sie, wenn möglich zu einem zuckerfreien Kaugummi. Durch die Kaubewegung und den Speichelfluß wird das Hungergefühl schneller abgebaut. Trinken Sie ein großes Glas Wasser oder Tee.

Wenn dann noch Appetit auf Süßes besteht, greifen Sie zu russischem Brot, zuckerfreien Bonbons, Gummibärchen, Weingummi, Lakritze, Salmiakpastillen in allen Farben und Variationen, Wassereis, roter Grütze oder Obstsalat. Diese sind relativ LCT-arm. Durch den Zuckergehalt haben die diese Lebensmittel zwar einen ungünstigen Einfluß auf den Fettabbau, aber fettreichen Süßwaren wie Schokolade oder Pralinen sind sie eindeutig vorzuziehen. Aus meiner eigenen Erfahrung empfehle ich Ihnen täglich einige wenige der aufgeführten Süßigkeiten zu essen, am besten nach einer Mahlzeit. Das hat den Vorteil, daß sich ein Süßigkeiten-Entzugsphänomen gar nicht erst entwickeln kann. Das Problem bei einem radikalen Verzicht ist, daß sich ein Heißhunger aufbaut, der irgendwann zu einem Dammbruch führt. Lassen Sie es nicht soweit kommen! Genießen Sie jeden Tag etwas Süßes. Als fettarme Knabberei eignet sich leicht gesalzenes Popcorn, das Sie mit einer preisgünstigen Popcornmaschine aus dem Supermarkt selbst anfertigen können. Eine herzhafte Alternative sind auch Salzstangen.

Wem der Sinn nach Herzhafterem steht, der kann sich in mediterraner Manier einen Teller mit zwei bis drei Eßlöffeln MCT-Öl, einer kleinen Prise Jodsalz (Lebensmittelhandel) und Pfeffer zubereiten. Ein im Backofen aufgewärmtes Vollkornbrötchen oder eine Scheibe Vollkornbrot mit MCT-Öl getränkt, eine Tomaten und eine Salatgurke dazu und Sie haben eine gesunde und sättigende Mahlzeit, die garantiert nicht auf den Hüften landet. Auch MCT-Mayonnaise (Anhang I) auf Brot ist eine mögliche Variante.

Als Snacks fürs Fernsehen oder beim Lesen eignet sich geschältes und in Stifte geschnittenes Gemüse (rote, gelbe, grüne Paprika, Möhrenstifte, Kohlrabistifte, Gurkenstifte, Staudensellerie) in idealer Weise. Es gilt keine Mengenbegrenzung. Wem das zu trocken ist, der kann den im Anhang I beschriebenen Gemüsedipp oder einen fettarmen Kräuterquark genießen. Aromatische Gemüsesäfte sättigen erstaunlich gut und liefern zudem wichtige Vitalstoffe und verdauungsfördernde Ballaststoffe.

Wichtig: Gerade bei Heißhunger – langsam essen! Durch langsames Essen geben Sie Ihrem Sättigungsgefühl eine Chance. Die Fragen dazu lautet, wie werde ich mich fühlen, wenn ich das jetzt auch noch esse? Sättigung hat nichts mit Völlegefühl zu tun. Wenn sich der Bauch rund und schwer anfühlt ist es bereits zu spät.

Meine Empfehlung für Sie

Genießen Sie täglich kleine Mengen an Süßigkeiten oder Knabbereien. So beugen Sie Heißhungerattacken gezielt vor. Trinken Sie stets genug Wasser und zuckerarme Getränke.

Was tun bei Gewichtsstillstand?

Bei einer Gewichtsreduktion ist der Verlust an Körpergewicht von Tag zu Tag auch bei exakt gleicher Ernährung und Bewegung unterschiedlich. Es gibt Phasen, in denen das Körpergewicht stabil bleibt. Dieser Effekt tritt bei Frauen und Männern auf, ist aber durch den Menstruationszyklus bei Frauen deutlich stärker ausgeprägt. Das weibliche Geschlechtshormon Oestrogen führt zu einer verstärkten Einlagerung von Kochsalz und Wasser im Gewebe, das Gewicht stagniert oder steigt an. Bis zum Eisprung steigt der Oestrogenspiegel steil an, um bis zur Menstruation wieder abzufallen. Folgende Maßnahmen können Sie ergreifen:

1. Kurzfristig für einige Tage die Energiezufuhr erhöhen, z. B. durch einen höheren Brotkonsum (1-2 Scheiben zusätzlich pro Tag). Danach wieder auf das ursprüngliche Niveau absenken. Glauben Sie mir, es funktioniert!
2. Sorgen Sie für mehr Bewegung.
3. Erhöhen Sie die MCT-Weizenkeimöl-Ration.
4. Auf Nachsalzen verzichten, da Kochsalz Wasser im Körper bindet. Mit einem Teelöffel Kaliumcitrat angereicherter Diät-Multivitaminfruchtsaft verstärkt die Ausscheidung von Kochsalz.

5. Gehen Sie in die Sauna. Um Irrtümern vorzubeugen, Saunabesuche machen nicht schlank, aber durch den Wärme-Kältereiz und das verstärkte Schwitzen wird der Stoffwechsel angeregt und vermehrt Kochsalz ausgeschieden.

Umstellungs- und Haltephase

Nach der Reduktionsphase schließt sich eine Umstellungs- und Haltephase an. Die Haltephase sollte vier bis sechs Wochen dauern, um vollständig auf eine Normalkost umzusteigen. Ersetzen Sie zunächst einen Eiweiß-Drink durch eine normale Mahlzeit und beobachten Sie den Gewichtsverlauf über eine Woche. Das Gewicht muß nach der Umstellung sieben Tage stabil bleiben, bevor weitere Mahlzeiten ersetzt werden. Steigt das Gewicht an zwei aufeinanderfolgenden Tagen an, sofort wieder eine weitere Mahlzeit durch ein Soja-Eiweiß-Getränk ersetzen. Für die Zusammenstellung der normalen Mahlzeiten und Lebensmittel gebe ich Ihnen die folgende Empfehlung.

Das Ernährungsdreieck

Um die Nährstoffe in optimalen Mengen zuzuführen, ist eine gemischte Ernährung wichtig. Wie eine solche Ernährung aussehen kann, zeigt das folgende Ernährungsdreieck.

Hier können Sie so richtig zugreifen!

Die unterste Etage bilden die Grundnahrungsmittel. Haferflocken, Weizen- oder Roggenflocken sind die ideale Vitalstoffgrundlage für einen schwungvollen Einstieg in den Tag. Zur Abwechslung eignen sich optimal Vollkornbrote oder Voll-

Abb.: Ernährungsdreieck

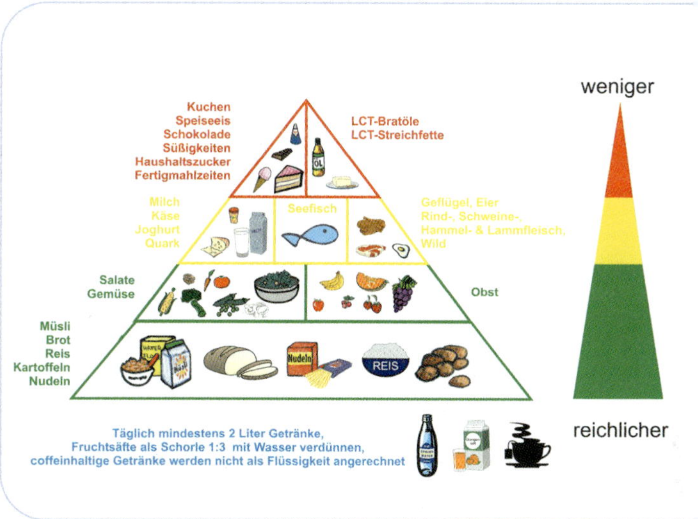

kornbrötchen. Erkundigen Sie sich bei Ihrem Bäcker nach Vollkornware. Mehrkornbrot ist übrigens nicht unbedingt ein Vollkornbrot. Vollkornbrot sättigt deutlich besser und länger als Weißbrot und hat weniger Kalorien.

Zu den Getreideerzeugnissen gehören auch Nudeln. Auch hier ist die Vollkornnudel im Vorteil. Genau wie beim Brot, so gelten auch für Nudeln keine Mengenbegrenzungen. Beachten müssen Sie aber wieder die Zutaten/Soßen. Die Zubereitung sollte möglichst LCT-arm erfolgen. Mit MCT-Fetten gelingen schmackhafte Soßen.

Reis und Kartoffeln sind unverzichtbare Bestandteile einer schlanken Ernährung. Meiden sollten

Sie aber sogenannte »Veredelungsprodukte« der Kartoffel, die tatsächlich »Verschlechterungsprodukte« sind, also Pommes frites, Chips, Kroketten, Rösti, Püreepulver. Durch die Verarbeitung gehen Vitalstoffe verloren und gleichzeitig steigt der LCT-Gehalt rasant an. Während 100 g Pommes frites einen LCT-Gehalt von 15 g haben, liegt der LCT-Gehalt von Backofen-Pommes frites bei nur 2 g. Hier läßt sich also eine Menge LCT-Fett sparen.

Meine Empfehlung für Sie

Brot, Nudeln, Reis, Kartoffeln und Müsli können unbegrenzt gegessen werden, sofern LCT-armer Brotbelag, LCT-arrme Soßen und Beilagen Verwendung finden. Weichen Sie auf MCT-Fette aus. Vorsicht bei LCT-reichen Fertigprodukten!

Obst – die Vitalstofftankstelle

Obst enthält unzählige wertvolle Vitalstoffe. Meine Empfehlung lautet fünf Stücke Obst am Tag. Mit Ausnahme der fettreichen Avocado ist jede Frucht in jeder Menge erlaubt. Der Körper ist ideal an diese Lebensmittel angepaßt. Das Immunsystem erkennt Obst ohne darauf zu reagieren. Bei gekochten, gebratenen oder gegrillten Lebensmitteln ist das anders. Das Immunsystem stuft die durch das Erhitzen veränderten Stoffe als fremd ein und reagiert durch Ausschüttung von Botenstoffen (Interleukin-4). Das macht müde. Im Unterschied dazu bleiben Sie auch nach reichlichem Genuß von Obst frisch und fit. Tiefgefrorenes Obst ist grundsätzlich dem frischen Obst gleichzustellen, sollte aber nach dem Auftauen umgehend gegessen werden. Obstkonserven empfehle ich nicht, da diese einen hohen Zuckergehalt aufweisen. Sie erinnern sich: Zucker unterbricht die Fettverbrennung und fördert den Fettaufbau! Der Zuckergehalt ist auf den Verpackungen codiert angegeben. Selbst »Sehr leicht gezuckert« bedeutet immer noch einen Zuckergehalt von 9 – 14 g/100 g Ware, stark gezuckert mehr als 20g Zucker. Das muß nicht sein. Wenn schon Dosenobst, dann ungesüßte Obstkonserven (= Dunstobst). Also greifen Sie zu mehr Geschmack und weniger Zucker.

Marmelade, Konfitüre und Gelee sparsam verwenden. Marmelade wird im Verhältnis 1 : 1 aus Zucker und Früchten eingekocht. Gelees werden aus ausgepreßtem Fruchtsaft durch Einkochen mit Zucker hergestellt. Im Lebensmitteleinzelhandel erhalten Sie als Alternative Diabetikermarmelade, die mit Fruchtzucker an Stelle von Haushaltzucker hergestellt wird. Der Vorteil besteht darin, daß Fruchtzucker vom Körper ohne Insulin verarbeitet werden kann, so daß die Fettverbrennung ungestört weiterlaufen kann.

Meine Empfehlung für Sie

Fünf Portionen frisches Obst pro Tag.
Tiefkühlware den Konservendosen und Gläsern vorziehen!
Diabetikermarmelade und Diabetikergelee verwenden.

Gemüse – Natur pur

Gemüse liefert reichlich Vitalstoffe. Frische ist das wichtigste Qualitätsmerkmal, denn innerhalb von 24 Stunden büßt Gemüse einen erheblichen Teil seines Vitamingehalts ein. Tiefkühlgemüse (keine Fertigmahlzeiten!) ist daher insbesondere im Winter (wegen der langen Transportzeiten aus südlichen Ländern) besser als »frische Ware«, da dieses Gemüse meist direkt vom Feld verarbeitet und eingefroren wird. Die Vitalstoffe bleiben hierbei weitgehend erhalten. Hülsenfrüchte wie Erbsen, Bohnen, Linsen liefern hochwertiges Eiweiß, viele Kohlenhydrate, Ballaststoffe und nur wenig Fett.

Eine besondere Rolle spielt dabei die Sojabohne. Die Sojabohne ist unter den pflanzlichen Lebensmitteln das eiweißreichste. Sojaprotein ist dem Fleischprotein ebenbürtig, aber ohne dessen unerwünschte Begleitstoffe wie die entzündungsfördernde Arachidonsäure, gelenkschädigenden Purine und im Übermaß krankmachende LCT-Fette.

Meine Empfehlung für Sie

Gemüse kann ohne Mengenbegrenzung gegessen werden, 400 g sollten es pro Tag aber mindestens sein. Bedingung: Die Zubereitung muß LCT-arm sein (Dünsten), alternativ können Sie MCT-Öl verwenden Aber: Fertigprodukte und Fertigmahlzeiten meiden.

Milchprodukte – achten Sie auf das Etikett

Genießen Sie Milch und Milchprodukte auch bei Ihrer Gewichtsreduktion. Milchprodukte liefern hochwertiges Eiweiß, die Vitamine A + D und in großen Mengen Calcium (Anhang 4, Mineralstoffe). Erwachsene benötigen etwa 1000 bis 1200 mg Calcium pro Tag. Calcium ist wichtig vor allem für gesunde, stabile Knochen. Ich habe mir angewöhnt, täglich eine Scheibe Käse und einen Joghurt zu essen und ein Glas fettarmer Milch zu trinken, da Milch der praktisch einzige nennenswerte Calciumlieferant ist. Entrahme (0,3% Fett) und fettarme Milch (1,5% Fett) ist diesbezüglich der Vollmilch gleichwertig.

Wer allerdings längere Zeit keine Milch/Milchprodukte gegessen hat, sollte zunächst mit kleinen Mengen starten, da sich der Körper erst wieder an die in der Milch enthaltene Laktose gewöhnen muß. Im schlimmsten Fall tritt ein ungefährlicher, leichter Durchfall ein.

Ungünstige Begleitstoffe wie Cholesterin finden sich nur in Milchprodukten mit höherem Fettgehalt. Daher mein Tipp: Achten Sie auf das Etikett! Bevorzugen Sie fettarme Milch und Milchprodukte, die mit Fettstufen von 0,1 bis 0,3% angeboten werden (Entrahmte Milch 0,3% Fett, fettarme Milch 1,5% Fett, Trinkmilch 3,5% Fett). Ebenso positiv sind die Sauermilchprodukte Joghurt, Dickmilch, Kefir, Buttermilch und Molke zu bewerten.

Käse ist vereinfacht gesagt getrocknete Milch. Der Fettgehalt schwankt erheblich zwischen knapp 1% bis 34% absolut. Eine ideale Eiweißquelle ist daher der fettfreie Magerquark (Frischkäse). Bei anderen Käsesorten sollten Sie unbedingt auf den Fettgehalt achten, denn Milchfett enthält hauptsächlich die ungünstigen LCT-Fette, die unmittelbar in die Vorratsfettdepots aufgenommen werden.

In der Regel wird der Fettgehalt auf die Trockenmasse bezogen (Fett in Trockenmasse = F.i.Tr.), da Käse unterschiedliche Wasseranteile enthalten kann. Bei Frischkäse beträgt der tatsächliche Fettgehalt etwa $^1/_3$, bei Weich- und Schnittkäse etwa $^1/_2$, bei Hartkäse knapp $^2/_3$ des Fettgehaltes in Trockenmasse.

Beispiele

Speisequark	40% F.i.Tr.	enthält rund 11% Fett absolut	(Frischkäse)
Camembert	45% F.i.Tr.	enthält rund 22% Fett absolut	(Weichkäse)
Parmesan	35% F.i.Tr.	enthält rund 26% Fett absolut	(Hartkäse)

Bei sogenannten »light-Käsesorten« wird leider oftmals der absolute Fettgehalt angegeben, der dann auf den ersten Blick kleiner erscheint als der Fettgehalt in Trockenmasse. Hier sollte man aber sehr genau prüfen, ob der Fettgehalt tatsächlich niedriger ist als bei »normalen« Käsesorten.

Fisch - Schlankkost aus dem Meer

Fisch enthält leicht verdauliches und hochwertigstes Eiweiß. Ferner enthält Seefisch große Mengen an Jod, welches die Fettverbrennung über die Schilddrüse anregt, Sie also bei Ihren Bestrebungen kräftig unterstützt. Deutschland ist ein Jodmangelgebiet. Eine Unterversorgung mit Jod läßt den Stoffwechsel auf Sparflamme laufen und macht einen Fettabbau nahezu unmöglich. Wer keinen Fisch mag, kann den täglichen Jodbedarf durch das Trinken jodreicher Mineralwässer decken (mindestens 50 µg/Liter) oder durch entsprechende Präparate aus der Apotheke oder zumindest ergänzend durch die Verwendung von Jodsalz. Der Fettgehalt ist bei den verschiedenen Fischarten unterschiedlich. Seelachs, Scholle und Kabeljau enthalten weniger als 1% Fett, Hering, Aal und Lachs enthalten hingegen 15–25% Fett. Allerdings handelt es sich hierbei weitgehend um gesunde Omega-3-Fette, die Sie bei der Gewichtsreduktion unterstützen, so daß Sie bei beiden Sorten zugreifen können (siehe dazu Kapitel *Jungbrunnen-Omega-3-Fette*). Krusten-, Schalen- und Weichtiere (Garnelen, Krabben, Muscheln, Tintenfische) sind dem Fisch ähnlich, liefern zusätzlich aber noch beachtliche Mengen an den Spurenelementen Eisen und Zink, daher sehr empfehlenswert!

Mein Tipp daher

Gönnen Sie sich die vitalstoffreiche Schlankkost aus dem Meer (drei Mahlzeiten pro Woche). Vor die Wahl Fleisch oder Fisch gestellt, empfehle ich eindeutig Fisch.

Fleisch – die Fettbombe?

»Fleisch ist ein Stück Lebenskraft« verspricht die Werbeagentur der Deutschen Agrarwirtschaft CMA. Ist das wirklich so? Wenn man von den Skandalen um BSE, Schweinepest und der Maul- und Klauenseuche einmal absieht, kann ich feststellen, daß Eiweiß aus Fleisch eine hohe biologische Wertigkeit hat. Aber Fleischprodukte enthalten leider auch eine Fülle von Vitalitätsräubern, die ungüstige Effekte auf Ihre Gesundheit und Ihr Wohlbefinden haben. Ich möchte an dieser Stelle deutlich unterscheiden zwischen Fleisch und Fleischprodukten, den Wurstwaren. Wir haben in Deutschland eine Ganzkörpertierverwertung. Von geschlachteten Tieren werden also alle Bestandteile verarbeitet. Dies ist praktisch nur in gecutterten, also zerschnittenen Produkten (Wurstwaren) möglich. Wurst ist ein schnittfestes Gemenge aus zerkleinertem Fettgewebe, Zusatzstoffen, würzender Beigabe und auch Fleisch.

Der Fettgehalt von Wurstwaren macht deutlich, daß es sich im Vergleich zum Filet um minderwertigste Ware handelt. Während ein Schweinefilet oder Rinderfilet nur knapp 2% LCT-Fett enthält, sind die meisten Wurstwaren perfekte Dickmacher:

Tab. Fettgehalt verschiedener Wurstwaren in Gramm/100 Gramm

Sülzen und Aspikwaren	5–15	☹☹
Brühwürste mit Fleischeinlage (Bierschinken, Zungenwurst)	15–25	☹☹☹
fettarme Würstchen	20–25	☹☹☹
Würstchen (Wiener-, Bockwurst)	20–35	☹☹☹
Kalbsleberwurst	25–45	☹☹☹☹
Salami, Cervelatwurst	30–45	☹☹☹☹
Rohwurst (Mettwurst, Schmierwurst, Streichmettwurst)	35–65	☹☹☹☹☹

Geflügel wird häufig als fettarme Alternative zu Rind- und Schweinefleisch oder den daraus hergestellten Fleischprodukten empfohlen. Die Fettgehalte sind im Vergleich zum Rinder- oder Schweinefilet aber relativ hoch, wenn man vom Putenfleisch absieht. Bei der Aufzucht von Puten werden allerdings zahlreiche Pharmaka eingesetzt.

Tab.: Fettgehalte verschiedener Geflügelsorten in Gramm/100 Gramm

Gans	31,0
Ente	17,2
Puter	15,0
Brathuhn	9,6

Rotes Fleisch enthält eine Reihe unerwünschter, sich auf die Gesundheit negativ auswirkender Begleitstoffe. Hier sind neben reichlich LCT-Fett die gelenkschädigenden Purine und vor allem die entzündungsfördernde Arachidonsäure zu nennen. Selbst die als Argument für Fleischkonsum angeführten Spurenelemente Eisen und Zink, lassen sich problemlos ersetzen. Vergleichen Sie selbst. Die Empfehlungen für die Eisenzufuhr lauten für männliche Erwachsene 10 mg/Tag und für weibliche Erwachsene 15 mg/Tag bis zum 50. Lebensjahr. Sojabohnen, Weizenkeime, weiße Bohnen und Roggenvollkornbrot enthalten z. B. schon mehr Eisen als Schweine-, Rinder-, Puten- und Hühnerfleisch. Nur in Kalbs- und Rinderleber sind größere Eisenmengen enthalten. Zink ist reichlich enthalten in Weizenkeimen und Weizenkleie, in Käse und Eiern. Ein Glas Orangensaft verbessert zusätzlich die Eisenaufnahme aus pflanzlichen Lebensmitteln. Sie können auf Fleischprodukte und die ungesunden Begleitstoffe auch völlig verzichten.

Also meine Empfehlung

Reduzieren Sie Ihren Fleisch- und vor allem den Wurstkonsum langsam aber stetig auf maximal drei Portionen pro Woche. Bevorzugen Sie fettarme Filets. Bedenken Sie: Fette Fleischwaren wirken wie eine Bremse auf Ihr Bestreben, Gewicht zu reduzieren. Mit weniger Wurstwaren lebt es sich schlanker.

Eier – die Menge machts

Hühnereier enthalten Eiweiß in einer ausgezeichneten Zusammensetzung. Eier sind das natürliche Eiweißkonzentrat mit einer hohen biologischen Wertigkeit. Ein mittelgroßes Hühnerei enthält 6,5 g Fett. Einziger Eier-Nachteil ist der hohe Gehalt an dem Aderngift Cholesterin (300 mg pro Ei). Empfehlenswert sind bis zu drei Eier wöchentlich.

Trink dich schlank!

Ideal als Durstlöscher sind Mineralwässer oder Früchtetees. Fruchtsaftgetränke sind dagegen als Durstlöscher ungeeignet, da sie zuviel Zucker enthalten. Genau genommen unterscheidet man zwischen Fruchtsaft, Fruchtnektar, Fruchtsaftgetränken und Limonaden. Allen gemeinsam ist der in der Regel hohe Zuckergehalt von bis zu 200 g pro Liter. Daher empfehle ich Ihnen Fruchtsäfte grundsätzlich als Schorle 1 : 3 mit Wasser zu verdünnen. Es ist sinnvoller, Obst zu essen, als

Fruchtsäfte zu trinken, da Sie hier einen besseren Sättigungseffekt erzielen. 1 Glas Apfelsaft (0,2) enthält etwa 100 kcal, was etwa dem Kaloriengehalt von zwei kleinen Äpfeln entspricht. Ungeeignet als Durstlöscher sind Kaffee und Tee, weil durch die vermehrte Ausscheidung insgesamt dem Körper Wasser verloren geht. Sie werden daher auf die empfohlenen Trinkmenge nicht angerechnet. Sie sollten Genußmittel bleiben und sind als solche im Rahmen einer Gewichtsreduktion sinnvoll.

Die Wahrheit über Alkohol und Körpergewicht

Alkohol wird im Körper nicht gespeichert und sofort verbrannt. Theoretisch müßte daher bei einer überkalorischen Ernährung Alkoholkonsum zu einer Einlagerung von nicht benötigtem Nahrungsfett in die Depots führen. Daher sollte theoretisch Alkohol zum einem hohen Körpergewicht beitragen. Die Praxis beweist jedoch das genaue Gegenteil! Alkohol hat entweder keinen oder sogar einen umgekehrten Bezug zum Körpergewicht. Moderat Alkohol trinkende Personen sind im Durchschnitt schlanker als die Abstinenten.

Das amerikanische Gesundheits- und Landwirtschaftsministerium empfiehlt in den offiziellen Ernährungsrichtlinien (US Dietary Guidelines) »Der Genuß von ein oder zwei alkoholischen Getränken pro Tag kann für die Gesundheit förderlich sein.« Das englische Gesundheitsministerium gibt Alkoholmengen von bis zu 24 g reinen Alkohol für Frauen und bis zu 32 g Alkohol für Männer täglich an. Etwa 200 bis maximal 300 ml Wein pro Tag je nach Alkoholgehalt für Frauen oder Männer ist der Gesundheit und einem schlanken Körper förderlich! Wichtig ist dabei ein täglicher, regelmäßiger Konsum zu einer Mahlzeit. Das Problem ist eben die richtige Dosis, was bereits eine alte chinesische Weißheit zum Ausdruck bringt:

Von den Freuden dieser Welt sind zwei niemals verboten.
Die eine heißt: »Trinkt weißen Wein!«
die andere »Trinkt roten!«

Von den Sünden dieser Welt erläßt zwei Euch kein König.
Die eine heißt »Trinkt nie zuviel!«
die andere »Trinkt nie zuwenig!«

Also: Probieren Sie es einfach aus. Wenn Ihnen und Ihrer Figur der tägliche Schoppen Wein bekommt und Sie Spaß dabei haben, genießen Sie diese Freuden.

Um schlank zu werden, müssen Sie allerdings nicht zum Weinfreund werden und wenn Ihnen der Wein nicht bekommt, lassen Sie es einfach. Nicht trinken sollten Sie harte Alkoholika und Bier wegen der appetitanregenden Wirkung. Ein hochprozentiger Aperitif vor dem Essen fördert die Ausscheidung von Verdauungssäften und stärkt damit den Appetit, beim Bier sind es die enthaltenen Bitterstoffe, die den Appetit anregen. Alkoholika werden nicht mit Fettpunkten berechnet.

Rotwein ist übrigens darüber hinaus ein Quell gesunder Vitalstoffe. Diese verbessern die Fließeigenschaften des Blutes, reinigen die kleinsten Blutgefäße, wirken entzündungshemmend und beugen Krebs vor. So wie eine Medizin sollte Wein daher auch eingesetzt werden.

Noch ein Wort zum Thema Haut!

Wenn die Pfunde schwinden, kann sich schon mal das eine oder andere Fältchen, die eine oder andere Falte oder auch eine tiefe Furche zeigen. Die Haut ist das größte Organ des Körpers. Wenn der Körper an Volumen zulegt, wächst natürlich auch die Haut mit. In einem gewissen Rahmen ist sie elastisch und bildet sich wieder zurück. Manchmal ist diese Kapazität aber nicht mehr ausreichend. Ich habe in meiner eigenen Praxis Fälle gesehen, bei denen man aus den überhängenden Hautfalten ohne Schwierigkeiten einen Wintermantel hätten schneidern können. In solchen Fällen ist eine kosmetische Operation, bei der die überhängenden Hautlappen im Prinzip ähnlich wie beim Gesichtsliften entfernt und die verbleibende Haut gespannt wird, die einzige und gleichzeitig auch beste Lösung.

Im Regelfall (5 bis ca. 20 kg Gewichtsreduktion) können Sie aber mit einfacheren Maßnahmen bereits gute Erfolge erzielen. Meine Tipps können Ihnen helfen – probieren Sie sie einfach einmal aus.

1. Vorausgesetzt, Ihre Haut verträgt Seife (normaler bis fettiger Hauttyp), verwenden Sie diese zur Hautreinigung. Seife läßt die Haut leicht quellen, wodurch sich kleine Fältchen bereits kurzfristig glätten.

2. Reinigen Sie die normale Haut ohne zu entfetten morgens und abends. Alkoholhaltige Reinigungsmittel sind tabu. Wenn Ihre Haut zu Trockenheit neigt, empfehle ich Reinigungslotionen.

3. Besorgen Sie sich eine Bürste für Trockenmassagen. Beginnen Sie bei den Füßenund bürsten Sie den gesamten Körper stets in Richtung Herz,bis die Haut leicht gerötet ist. Sie befreien dadurch die Haut von alten Hautschüppchen, regen die Durchblutung an und steigern auch noch die Abwehrkräfte gegen Erkältungskrankheiten. Danach erst warm, dann möglichst kühl abduschen und eincremen. Die Zeit dafür sollten Sie morgens investieren. Schenkt prächtiges Wohlbefinden und eine wunderschöne Haut um die Sie andere beneiden werden.

4. Sie können ein Vermögen in kosmetische Produkte für die Nachtpflege investieren. Abends sollten Sie Ihrer Haut aber Erholung schenken. Daher zur Nacht keine Kosmetik auftragen. Ihre Haut wird es Ihnen danken.

5. Altersflecken sind in der Haut abgelagerte, ranzige Fette. Vitamin E schützt Fette vor dem Ranzigwerden, hält das Bindegewebe elastisch und strafft die Haut. Nehmen Sie eine Vitamin-E Kapsel zur Hand, öffnen Sie diese und geben das enthaltene Öl auf die betroffenen Altersflecken, langsam einmassieren. Mehrfach wiederholen.

6. Sorgen Sie bei jedem Wetter für einen Lichtschutz der Haut. Durch die verminderte Ozon-Schicht der Atmosphäre dringt zunehmend stärker die hautschädigende UV-Strahlung zu uns durch. Diese ist Auslöser einer beschleunigten Hautalterung. Daher nur Produkte mit gleichzeitigem Lichtschutz anwenden.
7. Eine sichtbare Faltenreduktion geling mit Melatonin. Melatonin ist ein körpereigener Stoff, der die Haut vor vorzeitiger Alterung

schützt. Eine Hautfaltenreduktion von annähernd 44%, gemessen mit der wissenschaftlich hochsensiblen Methode der computergesteuerten Laserprofilometrie, muß ihresgleichen suchen. Die einzige mir bekannte melatoninhaltige Produktlinie dieser Art heißt Praevoderm und umfaßt zwei Kosmetika. PraevoBody ist eine Körperemulsion und enthält neben Melatonin einen hohen Lichtschutzfaktor von 15 sowie die Vitamine A und E. PraevoFace ist die dazugehörigeGesichtscreme mit Melatonin, wertvollen Vitaminen, Ceramiden, Milchlipiden und Q10. Kostengünstige Bezugsquellen teile ich Ihnen auf Wunsch gern mit.

Grundsätzlich vorteilhaft sind alle Maßnahmen, die die Durchblutung des Bindegewebes Kollagen anregen also Massage, Bürsten und vor allem Bewegung. Bei speziellen Hautproblemen, Rötungen, Juckreiz, Hautverfärbungen lassen Sie sich in der Apotheke oder von Ihrem Hautarzt beraten.

Bewegung

Bewegung macht satt und glücklich

Wer sich bewegt hat's doppelt leichter. Unser Körper wurde von der Natur für jede Menge Bewegung gebaut. Im Unterschied zu einem Fahrzeug, das durch hohe Kilometerleistungen stärker verschleißt, regeneriert sich der Mensch mit zunehmender körperlicher Betätigung. Wir verschleißen also nicht, sondern wir erneuern uns gleichsam mit zunehmender Bewegung. Die Muskulatur wird straffer, die Fettdepots werden schneller abgebaut, gleichzeitig wird durch Bewegung das Hungergefühl deutlich reduziert (vermehrte Ausschüttung des Hungerblockers Cholecystokinin), die Haut wird glatter und reiner, wir schlafen tiefer und erholen uns besser und vor allem, die Stimmung und Laune verbessert sich, wir werden ausgeglichener, fühlen uns einfach wohler. Alle bisher beschriebenen Ernährungseffekte lassen sich durch ein wenig regelmäßige Bewegung deutlich steigern. Das steht fest.

Nur in der Muskulatur wird Fett verbrannt. Das Schöne ist, dies geschieht auch dann noch, wenn Sie schon längst ruhen, sozusagen im Schlaf. $^1/_2$ Stunde Bewegung sorgt sogar danach noch für mehrere Stunden Fettverbrennung, was je nach Bewegungsintensität bis zu 48 Stunden anhalten kann. Ohne Bewegung werden pro Tag nur wenige Gramm Fett verbraucht, die mit der Nahrung zugeführten überschüssigen LCT-Fette wandern sofort in die Depots. Nur 30 g unverbrannte Fette pro Tag führen in 100 Tagen zu knapp 4 kg Gewichtszunahme oder zu annähernd 14 kg pro Jahr. Da wegen der mangelnden Beanspruchung auch nur wenig fettabbauenden Werkzeuge (Lipasen) vorhanden sind, beschleunigt sich die Entwicklung wie in einem Teufelskreis. Wenig Bewegung führt zum Verlust fettabbauender Lipasen, dadurch wandern bei gleichbleibender Fettzufuhr noch mehr Fette in die Depots. Die Beweglichkeit wird weiter eingeschränkt, weniger Lipasen werden gebildet, mehr Fette wandern auf die Hüften, das Gewicht wächst und wächst.

Abb.: Ursache: zuwenig Bewegung.

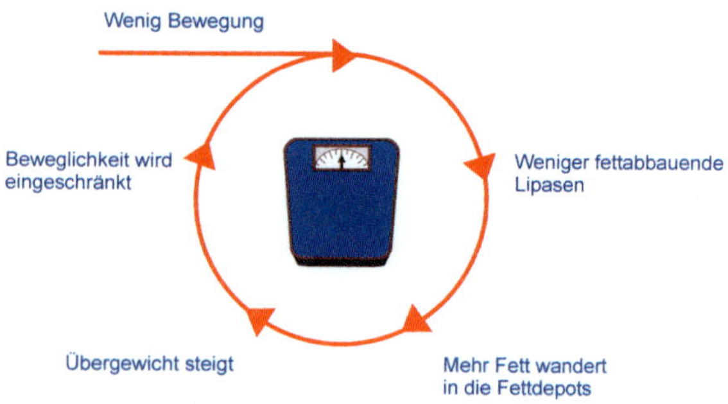

Was können Sie tun? Zunächst einmal nachforschen, welche Bewegung Ihnen früher schon einmal Freude bereitet hat. Vielleicht können Sie sich an das gute Gefühl nach einem langen Spaziergang oder einer Fahrradtour noch erinnern, wenn Sie entspannt und zufrieden in den Sessel sinken? Genießen Sie es, jeden Tag eine 1/2 Stunde nur für sich und Ihre Bewegung zu reservieren. Behandeln Sie Ihren Körper wie Sie den liebsten Menschen behandeln. Er wird es Ihnen danken.

Beginnen Sie mit Alltagsaktivitäten. Erledigen Sie Einkäufe zu Fuß oder mit dem Fahrrad, statt mit dem Auto. Parken Sie Ihr Fahrzeug etwas weiter von Ihrem Zielort entfernt oder steigen Sie eine Haltestelle früher aus der Bahn oder dem Bus und genießen Sie die Umgebung. Nehmen Sie stets die Treppe an Stelle der bequemen Rolltreppe oder dem Aufzug. Stürzen Sie sich in Gartenarbeit: Unkrautjäten, Rasen mähen, Laubfegen oder Schneeschieben. Informieren Sie sich über Angebote und Aktivitäten in Ihrer Umgebung: Tanzabende, Walkinggruppen oder Schwimmtage. Genießen Sie abends einfach einmal einen Spaziergang in der Natur und atmen Sie so richtig tief durch.

Bewegung in der Gruppe macht übrigens mehr Spaß und hat viele Vorteile. Zum einen wird durch die Gruppentreffen die eigenen Motivation insbesondere in der Anfangsphase deutlich verbessert, zum anderen ist ein gemeinsames Auftreten im Schwimmbad oder beim Walking einfach schöner. Eine Gruppe schweißt zusammen, unterstützt und hilft.

Was sollten sie beachten?

1. Fragen Sie Ihren Hausarzt, ob Einwände gegen mehr Bewegung bestehen.
2. Grundsätzlich Lockerungsübungen zum Einstieg!
3. Beginnen Sie langsam!

- 4. Bewegen Sie sich regelmäßig!
- 5. Steigern Sie die Belastungen nur in kleinen Schritten!
- 6. Vermeiden Sie Überanstrengungen!
- 7. In vorteilhaft geschnittener und bequemer Sportkleidung macht Bewegung viel mehr Spaß. Lassen Sie sich in einem Fachgeschäft beraten. Es lohnt sich.

Fett wird nicht verbrannt, wenn Sie mit Seitenstechen, einem beklemmenden Gefühl in der Brust und hochrotem Kopf Gewichte stemmen oder einen Rekord zu brechen versuchen. Langsame und gleichförmige Bewegung, bei der sich die Atmung auf einen regelmäßigen Rhythmus einstellt, ist ideal. Bewegung muß Spaß machen, dann ist sie Luxus für Ihren Körper. Wer mag, kann sich eine wasserdichte Brust-Pulsuhr zulegen, die Sie in jedem besseren Sportgeschäft ab € 40,- erwerben können. Der Brustgurt mißt die Anzahl der Herzschläge in der Minute und sendet diese an eine Armbanduhr. Der Einfachheit halber kann man ganz grob empfehlen, der Belastungspuls sollte unter 130 Schläge pro Minute und oberhalb von 100 Schlägen pro Minute bleiben, dann sind Sie sicher in der Fettverbrennung. Ideal ist ein Bewegungsumfang, bei dem Sie mindestens 15 Minuten, optimalerweise 30 Minuten täglich aktiv sind. Bestens geeignete Bewegungsarten sind Radfahren, Walking oder Schwimmen. Hierbei wird genau der richtige Fettverbrennungspuls erreicht und die Gelenke weitgehend geschont. Wenn Sie alles richtig machen, fühlen Sie sich nach der Bewegungseinlage frisch, fit und glücklich. Müdigkeit und Erschöpfungsgefühle zeigen an, daß Sie sich bei einer zu hohen

Herzfrequenz bewegt haben. Fett wurde in diesem Fall nicht verbrannt!

Durch die kombinierte Anwendung von MCT- und CLA-reicher Nahrung und Bewegung wird der Fettabbau in idealer Weise aktiviert. Der Körper ist in der Lage, die fettabbauenden Lipasen gewaltig zu vervielfachen. Nach etwa drei Monaten erreichen Sie ein Niveau, daß alle Fettprobleme der Vergangenheit angehören läßt.

Bewegung besser morgens oder abends?

Über Nacht stellt sich der Stoffwechsel automatisch auf eine Fettverbrennung ein, die Glykogenspeicher sind entleert, es kreist nur wenig Zucker (Glucose) im Blut. Wenn Sie nun nüchtern vor dem Frühstück eine Ausdauerbelastung (Walking, Jogging oder Radfahren) schaffen, muß Ihr Körper verstärkt fettabbauende Lipasen bilden. Ihr Stoffwechsel verbrennt dann in idealer Weise Fette. Tagsüber nehmen Sie viele verschiedenen Lebensmittel auf, aus denen der Körper die Glykogendepots randvoll speist. Beim Bewegen werden die Fettdepots daher geschont und überwiegend Kohlenhydrate verbrannt. Wer morgens keine Gelegenheit hat oder lieber ausschlafen möchte kann sich natürlich auch am Abend bewegen, denn Bewegung am Abend ist viel besser als keine Bewegung am Morgen!

Dehnungsübungen

Vor Beginn jeder Ausdauerbewegung sollten Sie Ihren Körper ausreichend dehnen, sonst kommt es schnell zu Verletzungen. Das muß nicht sein. Für die Übungen gilt folgendes: Niemals abrupt, schnell oder wippend bewegen. Nur soweit gerade noch angenehm dehnen und allmählich steigern. Je öfter Sie diese Übungen machen – ideal einmal täglich – um so weiter können Sie sich gefahrlos strecken. Während der Übungen weiteratmen, niemals die Luft anhalten. Zwischen den Übungen die Muskulatur lockern.

1. Ziehen Sie zunächst Ihre Schuhe und Strümpfe aus. Suchen Sie sich eine bequeme Sitzgelegenheit und massieren Sie mit Daumen und Zeigefinger die Füße nacheinander gründlich. Erspüren Sie schmerzhafte Stellen und üben Sie einen Druckreiz leicht kreisend durch den Daumen aus, bis der Schmerz (zumeist nach einigen Sekunden) nachläßt. Eine Fußmassage entspannt wunderbar. Danach folgt die Grundstellung.

2. Auf flachen Füßen ohne Schuhe schulterbreit locker und entspannt stehen, Knie leicht beugen, Becken nach vorn kippen, Wirbelsäule gerade, Oberkörper aufrecht. Kopf leicht nach oben neigen, so daß die Atmung frei fließen kann. Durch die Nase ein, durch den Mund lange ausatmen, Arme dabei locker kreisen, mehrmals nach vorn und mehrmals nach hinten, die Knie dürfen beim Ausatmen leicht nachgeben.

3. Lassen Sie Ihre Schultern rückwärts und vorwärts kreisen, jeweils gemeinsam und danach im Wechsel rechts und links (je zehnmal). Danach die Schultern hochziehen und nach unten schieben, dabei nach oben ein und nach unten ausatmen; der restlicher Körper bleibt gerade.

- 4. Auf- und Abrollen der Füße am Platz im Wechsel rechts und links, langsam und schnell, den Oberkörper dabei gerade halten.

- 5. Zur breiten Grätsche wechseln, Knie beugen, Hände auf Oberschenkeln abstützen, Rücken im Wechsel rund und gerade, mehrmals langsam wiederholen, danach den Oberkörper fallen lassen (Knie auf jeden Fall leicht gebeugt halten!).

- 6. Stellen Sie sich aufrecht, die beiden Füße direkt nebeneinander und strecken Sie die Arme soweit als möglich nach oben. Beugen Sie Ihren Oberkörper langsam danach soweit nach links wie möglich und wieder zurück, danach soweit nach rechts wie möglich. Das Ganze zweimal wiederholen und danach mit den Händen vornüber in Richtung Zehenspitzen. Wiederholen Sie diese Übung noch viermal und beobachten Sie genau, wie weit Sie sich von Übung zu Übung besser dehnen können.

- 7. Stellen Sie sich schulterbreit mit beiden Beinen aufrecht und verschränken Sie die Hände hinter dem Po. Versuchen Sie nun die Arme waagerecht nach hinten anzuheben und halten Sie diese Position für 10 Sekunden. Danach ausschütteln und viermal wiederholen.

- 8. Stellen Sie sich schulterbreit auf, wechseln Sie auf ein Bein und versuchen Sie einen Fuß mit der Hand bis an den Po zu führen und für einige Sekunden dort zu halten. Das ganze dreimal mit jedem Bein wiederholen.

- 9. Stellen Sie sich in Grätschstellung auf und verlagern Sie langsam den Oberkörper und damit das Gewicht abwechselnd vom einen auf den anderen Oberschenkel. Behalten Sie mit beiden Füßen die Bodenhaftung. Die Hände können Sie in die Hüfte stützen. Viermal auf jeder Seite wiederholen. Nun sind Sie optimal vorbereitet. Es kann losgehen!

Die eigentliche Bewegung (Schwimmen, Walken oder Radfahren) langsam und locker beginnen, die Muskulatur braucht zwischen 5 und 15 Minuten

Aufwärmphase, dann können die Schritte länger und die Bewegungen kraftvoller werden. Ich empfehle Ihnen auch Dehnungs- und Lockerungsübungen zum Abschluß der Bewegungseinheit, warme Muskeln lassen sich besser dehnen und führen zu einem angenehmen Entspannungsgefühl.

Merke

Entspannter Körper ↔ entspannte Seele ↔ wohlfühlen pur

Bewegungs-Bonus-Punkte

Sie können durch Bewegung Bonus-Fett-Punkte gewinnen, die Sie entweder verspeisen oder aber für eine raschere Gewichtsabnahme nutzen können. Die folgende Tabelle gibt einen Überblick[10].

Weniger geeignet sind Bewegungsformen, bei denen ein hoher monentaner Kraftaufwand und rasche Bewegungswechsel erforderlich sind wie Tennis, Squash oder solche mit Verletzungsrisiko wie Inline-Skating (Sturzgefahr).

---

[10] Die Menge der während einer Ausdauerbelastung tatsächlich verbrannten Depotfette variiert in Abhängigkeit vom Trainingsstatus und einer Reihe weiterer Faktoren beispielsweise der Körpergröße, dem Geschlecht und dem Alter. Die Tabellenwerte haben sich dennoch bewährt und ermöglichen eine Orientierung.

Tab.: Bewegungs-Bonus-Punkte

Bewegungs-Bonus-Punkte	15 Minuten Aktivität	30 Minuten Aktivität
Aerobic	6	12
Gartenarbeit	4	8
Gymnastik	4	8
Handball	8	16
Hausarbeit	2	4
Joggen	8	16
Radfahren	4	8
Schwimmen	8	16
Spazieren gehen (normales Tempo)	4	8
Walking (schnelles Tempo)	8	16

An dieser Stelle halte ich die Empfehlungen bewußt knapp, denn ein bewegungsentwöhnter Körper, neigt leicht zu falschen Ausführungen und ich möchte, daß es Ihnen gut geht, Sie sich wohlfühlen. In manchen Fällen ist es oft schon ein großer Fortschritt, wenn die Aufwärmübung allein bewerkstelligt werden kann.

Also im Zweifel besser von einem qualifizierten Begleiter beraten lassen. Ein Trainer betreut Sie so lange, bis Sie den richtigen Bewegungsablauf verinnerlicht haben. Anprechpartner finden Sie in Sportvereinen, Fitnessstudios und natürlich im Rahmen unserer Fett-macht-SCHLANK-Seminare. Dort werden Sie qualifiziert betreut und in langsamen Schritten an Walking und Tanzen herangeführt.

Psychologische
Werkzeuge

Essen und Unterbewußtsein

Die Psyche hat einen starken Einfluß auf das Eßverhalten. Ich konzentriere mich hier auf erprobte Methoden, die Sie gefahrlos anwenden können, um Ihren persönlichen Freiraum zu vergrößern. Lernen Sie die An- und Ausschalter in Ihrem Inneren kennen.

Lernen basiert auf Sinneseindrücken. Alles, was wir im Laufe unseres Lebens direkt durch Erleben und Handeln oder indirekt aus Büchern, Erzählungen, Unterricht, Radio oder Fernsehen gelernt haben, ist auf solche Sinneseindrücke zurückzuführen. Fünf Sinne prägen unsere Erfahrungs- und Denkwelt: Sehen, Hören, Fühlen, Riechen und Schmecken. Diese Sinneserfahrungen ermöglichen überhaupt erst eine Orientierung in der Welt, sie steuern unser Denken und Verhalten, sogar unsere Gefühle. Die Informationen aus den verschiedenen Sinneskanälen prägen sich in unser Gedächtnis ein, wie ein Kupferstecher, der mit einer feinen Nadel Kupferblech zu einem Kunstobjekt formt. Diese Einprägung wird bei der Erinnerung wieder reproduziert, wir erleben das erinnerte Ereignis gleichsam noch einmal. Hierbei können entweder alle Sinneskanäle beteiligt sein, einige Sinneskanäle oder auch nur einer. So erinnerte sich eine Seminarteilnehmerin an ihren letzten Geburtstag ausschließlich durch eine Reihe von abgespeicherten Bildern, ähnlich wie bei einem Videoband ohne Ton, während eine andere

Teilnehmerin sich gleichzeitig an die Musik und Geräusche, das Gefühl der Freude, den Duft der Geburtstagskerzen und den Geschmack der Geburtstagstorte erinnerte. Es existieren große Unterschiede in der Art und Weise, wie Erinnerungen über die fünf Sinne abgespeichert werden.

Der Bio-Computer Gehirn funktioniert wie ein zuverlässiges PC-Programm. Ein Beispiel möge Ihnen dies verdeutlichen. Eine Teilnehmerin an unseren Seminaren beschrieb folgendes, immer wieder erlebtes Szenario. »Jedesmal, wenn ich an einem Werbeschild einer großen Hamburger Kette mit meinem Wagen vorbei fuhr, sah ich einen riesengroßen Hamburger unmittelbar vor meinem inneren Auge. Ich stellte mir vor, wie ich hineinbeiße, wie es schmeckt und sich im Mund anfühlt. Mir lief jedesmal das Wasser im Munde zusammen und mein Magen meldete sich als nächstes. Das Ergebnis war, daß ich einen Parkplatz suchte, um mir einen Hamburger zu kaufen, obwohl ich eigentlich vorher gar keinen Appetit verspürte.«

Dieser Mechanismus hatte sich unzählige Male über Jahre wiederholt. Wenn man diese Struktur erkennt, kann sie auch in eine gewünschte und sinnvolle Richtung geändert werden. Die Abfolge der durchlaufenen Sinnessysteme war also folgende:

Äußeres Bild sehen (Auslösereiz) – 1. inneres Bild sehen – 2. inneres Bild sehen – Geschmack erinnern – Gefühl im Mund erkennen – Hungergefühl im Magen erleben – äußere Handlung einleiten

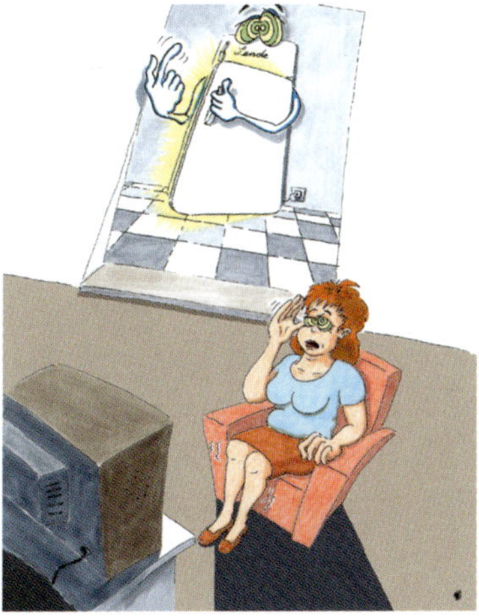

Eine solche Sequenz bezeichnet man auch als Strategie. Einmal eingeschaltet durch das Auslösebild läßt sie sich praktisch nicht mehr stoppen und führt in unserem Fall zu dem unerwünschten Ergebnis »Hamburger ohne Hunger gegessen«. Die Strategie läuft wie ein Fließband ab. Das hat wohlgemerkt nichts mit Inhalten oder Argumenten oder Intelligenz zu tun. Eine solche Strategie ist Argumenten nicht zugänglich. Sie läuft einmal gestartet automatisch ab. Die Struktur einer solchen Strategie ist von Mensch zu Mensch unterschiedlich. Mal sind mehr, mal weniger, mal andere Sinne beteiligt. Wichtig ist eigentlich nur, sich der eigene Strategien bewußt zu werden und sie im Bedarfsfall so zu ändern, daß ein gewünschtes, sinnvolles, hilfreiches Ergebnis resultiert. Strategien sind ein sehr machtvolles Instrument der Verhaltenssteuerung. Sie sind im Unbewußten verankert.

Strategien werden erlernt. Vielleicht erinnern Sie sich noch an Ihre erste Fahrstunde. Was hätte ein Beobachter von außen da wohl im Vergleich zu heute sehen können? Das Erlernen der Strategien zum Lenken eines PKW erfolgt genauso wie das Erlernen einer Eßstrategie, nur halt in unterschiedlichen Lebensabschnitten. Eine Strategie wird aus der bewußten Ebene des erlernten Verhaltens in die unbewußte Ebene übernommen. Deshalb ist es uns auch möglich, quasi wie automatisch ein Fahrzeug zu fahren, dabei Radio zu hören, ein Gespräch mit dem Beifahrer zu führen, zu telefonieren oder andere Dinge zu erledigen. Das erlernte Programm »Auto fahren« läuft auf der unbewußten Ebene ab, was in der ersten Fahrstunde noch nicht möglich war.

Ändern Sie Ihre Eßstrategie!

Eine einfache und praktikable Möglichkeit, Strategien zu ändern basiert darauf, sich die Gefühle nach einer Mahlzeit vorzustellen. Wie fühlen Sie sich nach einer bestimmten Mahlzeit, einem fetten Braten mit Soße, frittierten Kroketten und in Butter geschwenkten Böhnchen im Vergleich zu einer großen Portion Nizza-Salat mit Brot? Der erste Schritt besteht darin, den eigenen Auslösereiz für Essen oder Hunger zu erkennen.

1. Der »Hunger-ein« Schalter

Wann genau wissen Sie, daß es Zeit ist, etwas zu essen? Manche Menschen schauen auf die Uhr um zu wissen, es ist Zeit zum Essen, manche sehen ein Werbeplakat oder einen Werbespot und es ist um sie geschehen, andere nehmen den Geruch von schmackhaften Speisen wahr und wieder andere hören, daß jemand sagt, es ist Zeit zum Essen. Vielleicht haben Sie auch einfach ein Hungergefühl im Magen, was Sie veranlaßt, sich dem Kühlschrank zu nähern. Unendlich viele Auslösereize sind möglich. Was sind Ihre Auslöser? Spielen Sie Detektiv. Strategien laufen manchmal schnell ab, so daß Sie genau hinsehen, hinhören, hinspüren müssen, um Ihrem »Hunger-Ein-Schalter« auf die Spur zu kommen. Beobachten Sie sich am besten dann, wenn der Mechanismus gerade abläuft. Der Auslösereiz kann wie eine Art Weiche genutzt werden. Statt die alte, bekannte Strategie ablaufen zu lassen, bringen Sie Ihrem Unterbewußten bei, nicht Weg A, sondern Weg B ist der Richtige.

2. Schenken Sie Ihrem Magen Aufmerksamkeit

Wie fühlt sich Ihr Magen jetzt genau an? Es geht nicht darum, dieses Gefühl zu deuten in Richtung satt oder Hunger, sondern einen neutralen Nullpunkt zu markieren. Prägen Sie sich dieses Gefühl ein.

3. Stellen Sie eine Frage

Was würde sich im Magen jetzt gut anfühlen? Was täte Ihnen gut?

4. Stellen Sie sich diese Mahlzeit vor

Stellen Sie sich einfach vor, Sie genießen dieses Gericht. Stellen Sie sich vor, wie Sie kauen, wie es schmeckt, wie es die Speiseröhre hinuntergleitet und sich im Magen anfühlt und wie Sie sich nach der Mahlzeit fühlen werden. Das mag Ihnen jetzt vielleicht noch ungewohnt vorkommen, gelingt aber mit ein wenig Übung erstaunlich leicht.

5. Vergleichen

Vergleichen Sie die Gefühle Magen vorher und Magen nach dem Essen miteinander und entscheiden Sie sich. Machen Sie sich bewußt, daß es sinnvoll ist, etwas zu essen, nach dem Sie sich für den Rest des Tages gut fühlen werden. Diese Sequenz können Sie natürlich auch hintereinander auf verschiedene Gerichte anwenden und so herausfinden, welches für Sie das geeignetste ist.

Genauso können Sie mit der Größe einer Mahlzeit verfahren. Wie fühlt sich mein Magen jetzt an? Wie werde ich mich nach dem nächsten Bissen in den folgenden Stunden fühlen? Wenn Sie sich besser fühlen, essen, wenn nicht, Mahlzeit beenden.

Hört sich umständlich und langwierig an, ist es aber nicht. Lassen Sie sich darauf ein, probieren Sie es einfach aus. Man benötigt einige Tage, bis die Strategie fest verankert ist. Wenn Ihr Körper das gelernt hat, läuft eine solche Sequenz in Sekundenschnelle ab und beschert Ihnen Kostbares.

Die Kraft des Unbewußten nutzen

Aus meiner Erfahrung kann ich feststellen, daß die wenigsten eine innere Vorstellung davon haben, wie Sie mit einem schlanken Körper aussehen. Nun kann man argumentieren, was soll daß Ganze, wieso ist es wichtig, sich vorzustellen, wie man schlank aussieht?
Eine berechtigte Frage. Die in unserem Unbewußten abgespeicherten Ziele beeinflussen machtvoll unser Verhalten. Wenn wir sinnesspezifisch, also in der Sprache des Unbewußten ein Zielbild entwickeln, wird dieses angenommen und ohne wenn und aber – ohne Rücksicht auf positive oder negative Konsequenzen verfolgt.
Vielleicht kennen Sie folgendes Phänomen ähnlich von Ihrem Kühlschrank. Ihr Lieblingseis liegt seit dem letzten Einkauf im Gefrierfach und kaum laufen Sie am Kühlschrank vorbei flüstert Ihre innere Stimme »Denk jetzt nur nicht an das Eis« und was passiert, sofort haben Sie ein Bild davon vor Ihrem inneren Auge und schon können Sie den zarten sahnige Schmelz auf der Zunge spüren, hören wie die Schokoladenumhüllung unter dem Druck der Zähne zerbricht, wie das Sahneeis die Speiseröhre hinabgleitet und einfach phantastisch schmeckt. »Denk jetzt nicht daran« meldet sich wieder die innere Stimme, aber das Bild wird nur noch größer und farbiger, und Sie können sich sehen, wie Sie die Packung aufreißen und genußvoll hineinbeißen und sofort noch ein

zweites genießen. Und schon sind Sie auf dem Weg zum Gefrierfach, um der Vorstellung zu folgen, obwohl sie eigentlich gar nicht wollen. Was ist passiert?

Das Unbewußte ist die Schalt- und Machtzentrale, die oberste Instanz, die das Verhalten steuert. Eigentlich deprimierend, wenn man sich von der philosophisch geprägten Vorstellung lösen muß, der Mensch sei ein denkendes Wesen, das über den Tieren steht. Die animalische Verwandschaft steht uns näher als das manchem Philosophen lieb ist. Menschliches Erbgut unterscheidet sich nur in 2% von jenem der Schimpansen. Das Unbewußte steuert also das Verhalten, und der Verstand baut in vielen Fällen rationale Unterkonstruktionen, mit denen das Unerklärliche dann erklärt werden soll.

In unserem Beispiel fand ein Disput zwischen Unterbewußtsein und Bewußtsein statt, eine Art innerer Bürgerkrieg. Die Sprache des Unbewußten sind konkrete Sinneseindrücke also Bilder, Gefühle, Töne, Geruchs- und Geschacksempfindungen. Das Bewußtsein tönt: »Denk jetzt nicht an das Eis.« Um diese Aussage überhaupt zu verstehen, muß die entsprechende Sinneswahrnehmung aus dem Gedächtnis abgerufen werden. Also wird die letzte Erfahrung »Sahneeis« erinnert mit allen weiteren Sinneswahrnehmungen dazu. Das »nicht« wird vom Unbewußten ignoriert. Denken Sie jetzt bitte nicht an eine rote Ampel! Na, an was haben Sie gedacht? Alles weitere läuft dann automatisch ab. Das Unbewußte befolgt den Befehl ein Sahneeis zu essen. Da kann sich der Verstand wehren oder nicht. Was wir also lernen müssen, ist die Sprache des Unbewußten gezielt für erwünschte, sinnvolle Zwecke einzusetzen. Genauso verhält es sich mit dem Zielbild schlanker Körper. Wenn Sie eine deutliche, genaue innere Vorstellung entwickeln, wie Sie schlank aussehen, sich fühlen etc., dann erfüllt ihr Unbewußtes diesen Befehl.

Also: Lust es auszuprobieren?

Hauptrolle für Sie als Regisseur und Darsteller

Im Grunde genommen ist es ganz einfach, Sie brauchen etwas Zeit, einen ungestörten Raum und eine angenehme Liegeposition. Für die erste Runde, in der der Film von Ihnen als Regisseur entwickelt wird, brauchen Sie etwa 30 bis 45 Minuten Zeit, für die Wiederholungen benötigen Sie nur einige wenige Minuten. Unter Zeitmangel hat es keinen Sinn, dann sollten Sie die Übung lieber verschieben. Die Wiederholungssequenzen haben den besten Effekt, wenn Sie diese regelmäßig unmittelbar vor dem Einschlafen durchgehen, weil zu dieser Zeit das Tor zum Unbewußten weit geöffnet ist (sog. alpha-Zustand). Einige Wiederholungen reichen bereits aus, um Effekte zu erzielen, wenn Sie es jedoch schaffen, einen Monat lang jeden Tag vor dem Einschlafen das innere Videoband zu starten, dann haben Sie endgültig gewonnen. Nach einem Monat ist das Programm so fest im Unbewußten verankert, daß Sie lange davon profitieren werden.

Nun geht es los: Lesen Sie den Text zunächst einmal durch, bevor Sie mit der Übung beginnen.

1. Nehmen Sie eine angenehme und bequeme Liegeposition ein. Schließen Sie die Augen und konzentrieren Sie sich einige Minuten auf Ihre Atmung. Atmung ein, Atmung aus. Lösen Sie alles Beklemmende, Gürtel, Schuhe, Hemden. Wandern Sie einmal von den Zehenspitzen bis zum Kopf in Gedanken durch den gesamten Körper und verweilen Sie bei jedem Körperteil, um festzustellen, ob noch Anspannungen vorhanden sind, was Sie noch lockern und lösen können. Atmen Sie ein und aus und beobachten Sie, wie sich Ihr Atemrhythmus in wenigen Minuten verändert. Lassen Sie sich überraschen, welche Gedanken sich aus Ihrem Unbewußten in Ihr Bewußtsein drängen und lösen Sie sich von jedem Einzelnen, wie von vorüberziehenden Wolken. Solange, bis nichts mehr kommt und Sie nur noch Ihre Atmung wahrnehmen. (der alpha-Zustand, wird oft als zeitlos wahrgenommen)

2. Entwickeln Sie nun ein Zielbild von sich selbst wie ein Bildhauer, der aus einem unbehauenem Marmorblock eine unbekleidete, stehende Figur herausmeißelt. Betrachten Sie sich aus einigen Metern Distanz, so als stünden Sie sich selbst gegenüber. Nehmen Sie den gesamten Körper wahr, von den Haarspitzen bis zu den Zehen. Gehen Sie nun näher heran, so daß Sie Ihren Körper genau betrachten können. Fangen Sie bei den Füßen an und wandern Sie mit Ihrem Blick langsam nach oben. Formen und gestalten Sie sich selbst wie es Ihnen gefällt, wie es für Sie ideal wäre. Geben Sie sich nicht mit weniger zufrieden. Sie sind

der Meister, der sein eigenes Werk erschafft. Gehen Sie jedes Körperteil, jeden Muskel, jede Sehne einzeln durch, bis Sie richtig glücklich mit Ihrem selbst geschaffenem Abbild sind. Was möchten Sie am Gesicht noch ändern, was an der Frisur, den Haaren, der Farbe, den Körperproportionen. Gestalten Sie es Ihrem Ideal entprechend, auch das scheinbar Unabänderliche. Wandern Sie als Betrachter um sich herum. Nehmen Sie jedes Detail wahr. Bewegen Sie sich nun wieder um Ihr Ebenbild herum und betrachten Sie es aus allen Blickwinkeln.
Wie ist Ihre Körperhaltung? Stehen Sie fest auf beiden Füßen? Wie ist der Oberkörper geneigt, wo sind die Schultern? Wohin blickt das Gesicht? Ist der Brustkorb groß und frei zum Atmen? Wie würde ein unbeteiligter Beobachter Ihre Haltung einstufen? Was würde Ihnen besser gefallen? Was soll Ihre Körperhaltung anderen gegenüber signalisieren? Was sollen Ihre stärksten Charaktereigenschaften sein? Wie drücken diese sich in der Körperhaltung aus? Verändern Sie jetzt, was nicht optimal ist.

3. Nehmen Sie die Stimme Ihres Ebenbildes wahr. Hören Sie hin, wie diese Stimme klingt, wenn Sie flüstern, ein Gespräch führen, die Stimme laut erheben oder singen. Ist die Geschwindigkeit so richtig? Langsamer, schneller, tiefer oder heller? Stellen Sie sich vor, Sie sitzen an einem Mischpult und können alles wunschgemäß einstellen.

4. Bewegen Sie sich nun langsam von hinten auf Ihr Ebenbild zu. Verringern Sie allmählich den Abstand und schlüpfen Sie behutsam in Ihr Ebenbild hinein, so wie Sie vielleicht in eine Ritterrüstung hineinschlüpfen würden. Erst mit dem einen und dann mit dem anderen Bein. Diese Rüstung ist jedoch elastisch wie eine zweite Haut. Sie schmiegt sich an und paßt wie maßgeschneidert. Bewegen Sie sich in Ihrem neuen Körper einige Schritte im Raum. Spüren Sie genau hin, wie es sich in Ihrem neuen, maßgeschneiderten Körper anfühlt. Fühlen Sie, um wieviel leichter Sie geworden sind. Wo genau sitzt das Gefühl in Ihrem neuen Körper? Wie fühlt es sich genau an, wenn Sie Ihr Wunschgewicht erreicht haben? Spüren Sie genau hin, wie fühlt sich Ihr Gesicht nun an, Ihre Stirn, die Augenpartie, die

Nase, die Wangen, das Kinn, der Nacken, die Schultern? Wandern Sie nochmals durch den Körper und erspüren jedes Detail.

5. Lassen Sie nun Lebenspartner, Freunde, Verwandte, Bekannte, die Ihnen wichtig sind einzeln ins Bild treten. Stellen Sie sich vor, diese Menschen begegnen Ihnen jeweils einzeln in Ihrem neuen Körper. Sie sehen, wie diese Menschen auf Sie zukommen, sie sich die Hände zur Begrüßung reichen und ein Gespräch über Ihren neuen Körper beginnen. Achten Sie dabei auf Ihre Gefühle. Welche Haltung nehmen Sie ein, wie bewegen Sie sich, wie ist Ihre Mimik und Gestik, wie klingt Ihre Stimme? Verabschieden Sie sich danach von jeder einzelnen Person.

6. Nun sind Sie wieder allein. Stellen Sie sich nun vor, Sie nehmen ein Fotoalbum aus dem Regal. Ein Album, daß Ihren Weg zum Wunschgewicht zeigt. Auf der ersten Seite können Sie einige Fotos in Ihrem gewichtigen Körper erkennen. Die Bilder jeder Seite zeigen Fortschritte um Fortschritte. Von Seite zu Seite werden Sie schlanker und jünger und vitaler. Vielleicht macht es Spaß, diese Bilder zu betrachten, weil die glücklichen Gefühle über Ihren Erfolg wieder auftauchen und von Seite zu Seite stärker werden. Auf der letzten Seite finden sich Fotos von Ihnen in Ihrem jetzigen, schlanken Körper. Genießen Sie diese Bilder noch einen Augenblick, bevor Sie sich rückorientieren und die Augen langsam wieder öffnen.

Wiederholen Sie diese Übung am besten täglich zur gleichen Zeit am gleichen Ort, bis es Ihnen spielerisch mühelos gelingt, scharfe, farbige, realistische Bilder im Kopf zu erzeugen, die eigene Stimme klar zu hören und vor allem zu fühlen, zu spüren, wie sich dieser neue Körper anfühlt. Damit programmieren Sie Ihr Unbewußtes. Klare, scharfe Bilder, Töne und Geräusche, angenehme, klare, intensive Gefühle sagen Ihrem machtvollen Unbewußten, was es zu tun hat.

Was mich bewegt

Es ist besonders wichtig, daß Sie sich klar sind, warum Sie etwas tun und mit welcher Intensität Sie es tun wollen. Die Frage lautet: Warum wollen Sie abnehmen? Was sind Ihre Beweggründe? Es kann ein Motiv oder mehrere Gründe geben. Schreiben Sie jetzt auf, was Sie bewegt!

Meine Motivation

1 ______________________________

2 ______________________________

3 ______________________________

4 ______________________________

5 ______________________________

Vielleicht sind es kosmetische Gründe? Vielleicht Gründe, die sich aus einer vorhandenen oder nicht vorhandenen Partnerschaft ergeben. Vielleicht hat es etwas mit Gesundheit zu tun oder auch mit persönlicher Freiheit. Das Körpergewicht kann das Leben erheblich einschränken, Wege versperren. Vielleicht sind es berufliche Gründe. Manchmal steckt hinter einem Motiv ein zweites. Werden Sie sich darüber klar. Ordnen Sie die Motive nach Wichtigkeit. Welches Motiv ist das Wichtigste, welches das zweitwichtigste?

Stellen Sie sich nun bitte vor, Sie ändern gar nichts. Machen wir nun gemeinsam einen Zeitsprung. Wir setzen uns in einen Zeit-Zug und fahren zehn Jahre in Ihre persönliche Zukunft. Am Ziel angelangt steigen Sie am Bahnhof aus dem Zug aus und begegnen Ihrem zehn Jahre älteren Selbst.

Wie werden Sie in zehn Jahren aussehen? Wie werden Sie sich bewegen? Unter welchen Krankheiten und Beschwerden werden Sie leiden? Wie werden Sie sich fühlen? Was wird Ihr Partner oder Ihre Partnerin in zehn Jahren zu Ihnen sagen?

Stellen Sie sich vor, Sie führen ein Gespräch mit Ihrem zehn Jahre älteren Ich. Was rät Ihnen dieser Mensch. Was würde er oder Sie tun, wenn Sie noch einmal zehn Jahre jünger wäre?

Verabschieden Sie sich nun voneinander und steigen Sie wieder in den Zeitzug, um in die Gegenwart zurückzureisen. Die gute Nachricht ist, die zehn Jahre liegen noch vor Ihnen.

Denken Sie nun bitte noch einmal genau über Ihre Motive nach. Welches Motiv ist das stärkste und warum?

Die Kernfrage lautet, was ist Ihnen Ihr Körper wirklich wert? Was sind Sie bereit an Zeit, Mühe und Geld zu investieren? Was würden Sie zu unternehmen bereit sein, wenn Organe oder Teile Ihres Körper verlustig gehen, ihre Funktion einstellen. Welche Mühen wären Sie bereit auf sich zu nehmen? Bis an welche Grenze würden Sie gehen?

Bitte setzen Sie sich mit dieser Frage auseinander. Sie verrät entscheidendes über Ihre Motivation.

Versteckte Gewinne

Ich gehe von der Annahme aus, das jedes Verhalten in der unmittelbaren Situation des jeweiligen Menschen Sinn macht, auch wenn dies von außen zunächst nicht erkennbar ist. In der Regel erlernen Menschen nur solche Verhaltensweisen, die ihnen einen Gewinn bringen, z. B. indem sie zu guten Gefühlen führen oder zumindest dazu beitragen. Dies führt letztendlich dazu, daß ein problematisches Verhalten oft über lange Zeit beibehalten wird, weil der (verborgene) Nutzen eine positive Funktion für den Betroffenen ausübt. Das bedeutet in der Konsequenz, jedes Verhalten, auch Verhaltensprobleme sind in sich logisch und sinnvoll. Deshalb werden Sie beibehalten.
Man kann sie nicht einfach ausschalten, weil der verborgene positive Effekt ansonsten fehlt. Das bedeutet, wir müssen zunächst die verborgenen positiven Effekte ausfindig machen und dann noch wirksamere, noch positivere Alternativen finden, die vom Unbewußten akzeptiert werden.

Also betrachten wir doch einmal die Situationen, in denen Sie mehr essen, als Ihnen zuträglich ist. Bitte überlegen Sie genau, zu welchen Zeiten im Tagesablauf Sie was und wieviel essen. Schreiben Sie diese Situationen auf ein Blatt Papier, so wie sie sich im Tagesablauf oft ergeben.

Versuchen Sie nun für jede Situation die folgende Frage zu beantworten: Was fehlt Ihnen in der Situation, wenn Sie nicht essen würden?

Im Rahmen der Fett-macht-SCHLANK-Seminare erhalte ich viele unterschiedliche Antworten auf eine solche Frage. Typische Beispiele sind:

1. »Ich habe einen stressigen Beruf und wenn ich Abends nach Hause komme, habe ich das Gefühl, ich sitze noch in einem D-Zug. Ich esse dann, um mich rasch zu entspannen. Das Essen bringt mich schnell in einen angenehm wohlig müden Zustand. Leider esse ich in der mitgebrachten Hetze meistens viel zuviel.«

2. »Ich arbeite als Verkäuferin in einem kleinen Einzelhandelsgeschäft und mein Tagesablauf wird von unseren Kunden bestimmt. Das heißt für mich, ich muß den ganzen Tag für die Wünsche und Probleme unserer Kunden da sein und meine eigenen Bedürfnisse hinten anstellen. Abends bin dann erst einmal ich dran und da gehört das Essen auch als Freiraum dazu. Was ich überhaupt nicht will sind Regeln, die mir auch noch das Essen vorschreiben.«

3. »Also ich knabbere gerne beim Fernsehen das eine oder andere zum entspannen.«

4. »Wenn die Kinder zu Hause mal wieder irgend etwas angestellt haben, das Telefon klingelt, der Haushalt ruft und an der Tür ein Handwerker wartet, dann brauche ich einfach meine Tafel Schokolade.«

Essen kann entspannen, gute Gefühle auslösen, trösten, innere Leere überbrücken, Langeweile ausfüllen oder noch viele andere Gründe haben. Sie erkennen bereits worum es geht. Essen dient nicht nur der Aufnahme von Nahrung, sondern ist auch ein Mechanismus, um bestimmte Gefühle zu erzeugen. Diesen Sekundäreffekt bezeichnet man als versteckten Eßgewinn. Schreiben Sie Ihre persönlichen, versteckten Gewinne auf einem Blatt

Papier untereinander auf. Überlegen Sie sich jetzt und in den nächsten Tagen für jeden Gewinn einzeln drei Alternativen, wie Sie den gleichen Effekt ohne Nahrungsmittel sicherstellen können. Das ist gar nicht so einfach. Geben Sie sich daher genügend Zeit für diese Aufgabe. Wenn es Einwände gegen den alternativen Weg gibt, verändern Sie diesen solange, bis es paßt. Es kann an dieser Stelle keine Standardlösung oder Empfehlung geben. Sie können nur selbst Ihren eigenen Weg finden.
Ein Beispiel: Um den Streß des Tages nicht durch das Abendessen abzuschütteln, sondern vorher, beschließen Sie, einen kleinen Spaziergang unmittelbar vor dem Abendbrot einzulegen.

Versteckte Gewichtsgewinne

Versteckte Gewichtsgewinne funktionieren prinzipiell genauso wie die versteckten Eßgewinne, aber sie sind weitaus schwieriger und keinesfalls im Selbstversuch zu bearbeiten. Dennoch möchte ich Sie Ihnen hier prinzipiell vorstellen, weil sich die Betroffenen oft jahrelang mit den unterschiedlichsten Maßnahmen der Gewichtsreduktion quälen und dennoch keinen Erfolg haben. Ich möchte, daß Sie wissen, daß es so etwas gibt und was zu unternehmen ist, wenn Sie glauben, davon betroffen zu sein.

Versteckte Gewichtsgewinne sind Vorteile, die sich unmittelbar aus dem bestehenden hohen Körpergewicht ergeben. Es handelt sich oft um Aspekte, die tief im Unbewußten verwurzelt sind und schon viele Jahre bestehen. Einige Beispiele mögen Ihnen das verdeutlichen. Kinder identifizieren sich naturgemäß in hohem Maße mit den Eltern. Sind diese zu schwer und alle anderen Familienangehörigen auch, dann muß ein in eine solche Familie hineingeborenes Kind zwangsläufig dick werden, um dazuzugehören, sich mit den Eltern und Geschwistern zu identifizieren. Dünn sein wäre ein Ausschlußkriterium. Ein Genetiker, also ein Forscher, der sich mit der Vererbungslehre befaßt, würde an dieser Stelle wahrscheinlich kühn behaupten, es sei das Erbgut, daß alle Familienmitglieder dick werden läßt und nichts anderes. Die Eltern sind dick durch ihre Gene, die Kinder haben die gleichen Gene und müssen folglich auch dick werden. Ganz so einfach scheint es mir aber nicht zu sein.

Ich kann mangels wissenschaftlicher Studien leider keine harten Fakten ins Feld führen, aber zumindest meine eigenen persönlichen Erfahrungen. Man findet dort nämlich ebenso häufig den gegenteiligen Fall. In einer dünnen Familie entwickelt eines der Kinder plötzlich massiv ein hohes Körpergewicht. Die Gene können es in diesem Fall wohl nicht sein. Geht man der Sache nach, stellt sich häufig heraus, daß es sich um eine Protestreaktion handelt. Oft kritisieren Eltern ihre Kinder übermäßig, nörgeln an allem und jedem herum. Kinder können sich noch nicht adäquat dagegen wehren und entwickeln auf unbewußter Ebene Trotz- oder Selbstbehauptungsmechanismen. Die Botschaft ist, ich will nicht so sein wie Du, ich bin anders als Du.

Zuweilen findet man auch noch ein gänzlich anderes Muster. Frauen schützen sich manchmal vor männlicher Zudringlichkeit durch ein hohes Körpergewicht. Der Mechanismus ist einfach und lautet: Bin ich unattraktiv, bin ich sicher und geschützt. Oft wird ein solches Muster nach erzwungenem sexuellen Kontakt auf unbewußter Ebene geprägt. Derartige Verhaltensmuster sind meist sehr stark und nur mit therapeutischer Hilfe in Einzelgesprächen zu bearbeiten.

Nein-Sagen

Ein weiteres wichtiges Thema, das in unmittelbarem Zusammenhang zur Identifikation mit Leitbildern steht, ist das »Nein« sagen. Wenn Sie mögen, können Sie beim nächsten Familienfest, der nächsten Party oder dem gemeinsamen Kaffeeklatsch einfach einmal Folgendes beobachten. Wie unterschiedlich verhalten sich Menschen, wenn ihnen etwas angeboten wird, was sie eigentlich nicht mehr essen wollen?

Beispiel 1

Gastgeberin: Möchtest Du noch ein Stück Kuchen?
Angesprochene A: Nein eigentlich nicht mehr, danke.
Ist aber sehr lecker.
Gastgeberin: Ja dann nimm doch noch ein Stück,
oder machst Du etwa schon wieder eine Diät? Du hast doch
noch gar nichts gegessen. Den habe ich extra für Dich gebacken.
Schmeckt Dir mein Kuchen denn nicht?
Angesprochene A: Doch aber ich möchte eigentlich nicht mehr.

Gastgeberin: Na hör mal, herkommen und ein Stück Kuchen essen. Nun komm, stell Dich nicht so an und gib mit Deinen Teller. Ist auch ein ganz magerer Kuchen.
Und schon ist das Stück auf dem Teller

Beispiel 2

Gastgeberin: Möchtest Du noch ein Stück Kuchen?
Angesprochene A: Nein danke. Ist aber sehr lecker.
Gastgeberin: Ja dann nimm doch noch ein Stück, oder machst Du etwa schon wieder eine Diät? Du hast doch noch gar nichts gegessen. Den habe ich extra für Dich gebacken. Schmeckt Dir mein Kuchen denn nicht?
Angesprochene A: Doch der ist sehr lecker, aber jetzt möchte ich nicht mehr. Ich würde mich aber sehr freuen, wenn Du mir ein Stück für zu Hause einpackst. Dann kann ich morgen noch an die nette Runde denken.
Gastgeberin: Ja natürlich.

Einige weichen, wenn heftig nachgebohrt wird, leichter von ihrem Nein ab als andere. Üben Sie daher das »Nein« sagen einmal vor dem Spiegel. Sagen Sie einfach und bestimmt, was Sie wollen und Sie bekommen, was Sie wollen. Mimik, Gestik, feste Stimme und ein fester Stand sind wichtig. Wer die Bedürfnisse anderer befriedigt und dabei die eigenen vernachlässigt, wird langfristig darunter leiden. Ein klares Nein hat auch etwas mit dem Thema Selbstvertrauen zu tun. Selbstvertrauen leitet sich ab von sich selbst vertrauen können. Wenn Sie sich selbst nicht mehr trauen können, wem können Sie dann überhaupt Vertrauen schenken? Eine klar und deutlich gezogene Grenze ist hilfreich. Was ist nicht verhandelbar? Bei welchen Zielen gehen Sie keine Kompromisse ein?

Zum Abschluß möchte ich Sie anregen, eine kleine persönliche Bilanz zu ziehen. Nehmen Sie ein DIN A4 Blatt zur Hand und teilen Sie es in zwei Hälften. Notieren Sie in der linken Spalte all die Dinge, die Sie belasten, die Ihnen Kraft und Energie rauben, die Sie ändern oder auf die Sie verzichten mögen. Stichworte für jede Situation sind ausreichend. Wenn Sie der Meinung sind, die Liste sei vollständig, dann ordnen Sie die Punkte nach Bedeutung. Die stärksten nach oben, die schwächsten nach unten. Wechseln Sie nun in die rechte Spalte. Überlegen Sie sich, was sind meine Tankstellen, was brauche ich, um neue Kraft zu schöpfen, was tut mir gut. Was mache ich gerne. Wichten Sie auch diese Spalte aber nach Häufigkeit. Wie oft gönnen Sie sich 1., 2., 3.?

Notieren Sie, welche konkreten Schritte Sie gehen, um die stärkste Belastung zu schwächen und die Tankstellen zu stärken. Schreiben Sie auf, was genau Sie wann genau an welchem Tag in dieser Woche unternehmen werden.

Ein Versprechen, einen Vertrag sollten Sie in Ihrem Leben niemals brechen, das ist derjenige, den Sie mit sich selbst abschließen. Belassen Sie die Verantwortung für Ihr Leben bei sich. Weder Ihre Eltern, Ihr Arzt oder Apotheker, der Autor dieses Buches oder mißliche Umstände sind für irgend etwas in Ihrem Leben verantwortlich – nur Sie selbst. Ergreifen Sie die Initiative! Nur durch unternehmen und handeln werden Ergebnisse erzielt. Sie selbst haben alle Möglichkeiten, die Sie brauchen. Wenn Sie Ihr selbst gegebenes Versprechen halten, lernt Ihr Körper, sich selbst zu vertrauen, sich selbst zu heilen.

Möge Ihnen dieser Begleiter auf Ihren Lebensweg ein wenig Orientierung und Klarheit spenden. Ich wünsche Ihnen eine gute Zeit.

Ihr

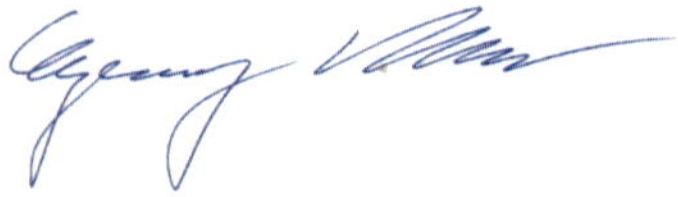

Zum Abschluß meine Empfehlungen für Sie in Kurzform

1. Beginnen Sie mit einer zweitägigen Startphase (Seite 64). Verwenden Sie am besten ein Milch-Sojaeiweiß-Kombipräparat (Almased-Vitalkost aus der Apotheke) und mischen Sie dieses mit jeweils einem Teelöffel MCT-Weizenkeimöl-Mischung.

2. Ersetzen Sie danach zwei Eiweißmahlzeiten (ideal morgens und mittags) durch »normale Mahlzeiten«, bis das Wunschgewicht erreicht ist. Für diese gelten die folgenden Empfehlungen:

2.1 Schränken Sie sichtbare und versteckte LCT-Fette deutlich ein. Tauschen Sie diese wo immer möglich gegen die MCT-Weizenkeimöl-Mischung aus. Dadurch wird ein weiterer Aufbau von Körperfett verhindert und ganz nebenbei täglich ein Teil der Fettdepots mit verbrannt. Zufuhrempfehlung: optimal 4 – 6 Eßlöffel = 40-60 g MCT-Weizenkeimöl-Mischung.

2.2 Unterstützen Sie Ihren Körper bei der Fettverbrennung durch hochkonzentriertes CLA. CLA kann vom Körper nicht selbst hergestellt werden (wichtige Hinweise hierzu finden Sie auf Seite 51).

2.3 Omega-3-Fette (DHA) erhalten jung, fit, gesund, leistungsfähig, gut gelaunt und sorgen für eine straffe, glatte Haut! Wer weniger als drei

Fischmahlzeiten pro Woche ißt, sollte daher zu Omega-3-Fetten in Kapselform greifen. Omega-3-Fette kann der Körper nicht selbst herstellen, sie müssen zugeführt werden.

2.4 Denken Sie an ausreichende Mengen Obst im Haushalt. Für Obst gilt keine Mengenbegrenzung! Ich empfehle Ihnen fünf Portionen frisches Obst pro Tag oder alternativ im Winter Tiefkühlware. Tiefkühlobst ist gesünder als Obst aus Konservendosen und Gläsern.
Gemüse kann ohne Mengenbegrenzung gegessen werden, 400 g sollten es pro Tag aber mindestens sein. Bedingung: Rohkost oder gedünstet. Fertiggerichte meiden.

2.5 Greifen Sie reichlich zu langsamen Kohlenhydraten (= Grundnahrungsmittel grobes Vollkornbrot, Nudeln, Reis, Pellkartoffeln, Müsli). Schneiden Sie Ihre Brotscheiben dicker und verwenden Sie weniger Belag.

2.6 Meiden Sie Haushaltszucker und Traubenzucker. Sie blockieren den Fettabbau und veranlassen das Gegenteil den sofortigen Fettaufbau. Sie sind hauptverantwortlich für Heißhungerattacken. Also: Konfitüre, Limonaden, Fruchtsaftgetränke und Fruchtnektare (enthalten viel Zucker und wenig Frucht) sparsam verwenden, Fruchtsäfte als Schorle mit Mineralwasser 1:3 verdünnen.

2.7 Gönnen Sie sich reichlich schützende Vitalstoffe aus grünem Tee, Gemüsesäften, Sojabohnen.

2.8 Planen Sie Vorräte an russischem Brot, zuckerfreien Bonbons, Gummibärchen, Weingummi, Lakritze, Salmiakpastillen, Wassereis, roter Grütze, Salzstangen bei Ihrem nächsten Einkauf ein (Notfallhilfe gegen Heißhungerattacken).

2.9 Bewegen Sie sich, wann immer möglich.

2.10 Probieren Sie die psychologischen Werkzeuge aus. Gönnen Sie sich Inseln der Ruhe im Alltag.

2.11 Entspannter Körper ↔ schlanker Körper

Anhang

Anhang 1

Rezepte mit MCT-Fetten

MCT-Fette können vielseitig eingesetzt werden. Die folgenden Rezeptvorschläge haben sich in der Praxis bewährt.

MCT-Mischung

Um eine höhere Temperaturstabilität (bis ca. 150 °C) für das Braten zu erzielen und um eine optimale Zufuhr an den wichtigen Fettsäuren Linolsäure und alpha-Linolensäure sicherzustellen, empfehle ich Ihnen das MCT-Öl mit Weizenkeimöl zu mischen:

- 900 g hochreines MCT-Öl
- 100g Weizenkeimöl. Weizenkeimöl ist darüber hinaus eine exzellente Vitamin E Quelle.

Altenativ können Sie eine kostengünstige, fertige MCT-Weizenkeimöl-Mischung verwenden.

MCT-Quark, Joghurt, Milch

MCT-Öl läßt sich hervorragend in Quark, Joghurt oder Magermilch einrühren und ergibt einen sahnigen Geschmack, der keine Wünsche offen läßt. Rühren Sie in 100 bis 150 g Magerquark 2 Eßlöffel MCT-Öl und Magermilch ein. Geben Sie ein bis zwei Eßlöffel Haferflocken oder Früchtemüsli hinzu und ein Stück Obst. Gegebenfalls mit flüssigem Süßstoff oder etwas Honig versüßen. Schmeckt köstlich!

Tomatensaft

- 200 ml Tomatensaft
- Saft einer $^1/_2$ Zitrone
- 1 Eßlöffel MCT- plus Weizenkeimöl

Mit Pfeffer würzen.

Gemischter Salat mit französischem Dressing

- 2 Eßlöffel MCT- plus Weizenkeimöl
- Saft $^1/_2$ Zitrone
- Flüssiger Süßstoff nach Geschmack
- 2 Tomaten
- 1 Kopfsalat
- 50g Schafskäse
- Pfeffer, Dill, Schnittlauch und Paprikapulver

Mischen Sie das MCT-Öl mit dem Zitronensaft, den Kräutern und Gewürzen. Die Tomaten in Würfel schneiden und darin ziehen lassen. Danach die gewaschenen und zerkleinerten Salatblätter dazugeben. Schafskäse in kleine Würfel schneiden und unterheben.

Selbstgemachte MCT-Mayonnaise

- 2 Eier
- 1 Eßlöffel. Essig
- $^1/_2$ Teelöffel Senf
- 1 Prise Salz
- Pfeffer aus der Mühle
- Flüssiger Süßstoff
- 2 Teelöffel MCT- plus Weizenkeimöl
- 1 Eßlöffel Wasser
- 2 Eßlöffel saure Sahne

Eiweiß und Eigelb trennen, das Eigelb mit Essig, Senf, Salz, Pfeffer und Süßstoff mischen und schlagen. Zum Schluß die MCT-Mischung, Wasser und saure Sahne zugeben und glatt rühren.

DIP für rohes Gemüse

- 250 g Joghurt 0,1% Fett
- 2 Teelöffel MCT-Mayonnaise

- 2 Eßlöffel Senf
- Knoblauch, eine kleine Priese Salz und Pfeffer

Mischen und glatt rühren.

Auflauf für zwei

- 100 g Mehl
- 1/8 l fettarme Milch
- Schnittlauch und Dill nach Bedarf
- 1 Teelöffel Petersilie
- 2 Eßlöffel MCT- plus Weizenkeimöl
- 2 Eiweiß zu Schnee schlagen

Die Milch gelinde auf dem Herd erwärmen, nach und nach das Mehl in kleinen Portionen einbringen und glatt rühren. Nachfolgend die Kräuter zugeben, mit wenig Salz abschmecken und 2 Eßlöffel MCT-Öl-Mischung einrühren. Geschlagenen Eischnee unterheben, Teig hineingeben und im vorgeheizten Ofen etwa 45 Minuten bei 200 °C backen.

Kabeljaufilet auf Gemüse

- 250 g Kabeljaufilet
- Saft 1 Zitrone
- 3 Tomaten
- 2 Eßlöffel MCT- plus Weizenkeimöl
- 1 Zwiebel
- 100 g Champignons, frisch
- 1/2 Salatgurke
- Pfeffer, Kresse

2 Eßlöffel MCT-Öl-Mischung in der Bratpfanne leicht erwärmen und die kleingehackte Zwiebel kurz andünsten, die zerkleinerten Champignons und die in Scheiben geschnittene Salatgurke hinzufügen und etwa 5 Minuten bei kleiner Einstellung dünsten. Mit Pfeffer würzen und bei geringer Temperatur und geschlossenen Deckel garen. Das gereinigte Fischfilet leicht salzen und etwa 20 Minuten mit dünsten. Die geschälten Tomaten würfeln und mitdünsten. Mit Kresse als Verzierung servieren. Tasten Sie sich langsam an die richtige Einstellung an Ihrem Herd heran. Die MCT-Öl-Mischung ist nicht ganz so hitzestabil wie Bratfett.

Vanilledessertsoße

- 150 ml Magermilch
- 1 Eßlöffel Fruchtzucker
- Prise Salz
- 1 Packung Vanillesoßenpulver
- 1 Teelöffel MCT- plus Weizenkeimöl

Bienenhonig in der Magermilch lösen, bei geringer Hitze das Soßenpulver glatt einrühren und MCT-Öl-Mischung zugeben. Die Masse kräftig rühren bis durch die Erwärmung eine soßenartige Konsistenz erreicht wird. Mit einer kleinen Prise Salz das Geschmacksempfinden optimieren. Mit Puddingpulver gelingen nach dem gleichen Rezept schmackhafte Puddingvarianten.

Rosinenkuchen

- 4 Eßlöffel MCT- plus Weizenkeimöl
- 5 Eßlöffel dunkler Honig
- 2 Eiweiße
- 1 Teelöffel Vanillezucker
- 65 g Mehl
- 1 Teelöffel Backpulver
- Rosinen nach Bedarf und Geschmack

MCT-Öl-Mischung, Honig, Eiweiß und Vanillezucker in einer Schüssel kräftig verrühren. Das gesiebte Mehl und das Backpulver zugeben. Nachfolgend werden die gewaschenen Rosinen untergehoben. Den Teig in die Backform füllen und in den vorgeheizten Backofen (200 °C) etwa 25 Minuten Backen. Mit einer Stricknadel nach 25 Minuten in den Teig stechen und prüfen, ob dieser gar ist (keine Teigreste an der Nadel).

Anhang 2
LCT-Bankkonto

Für die Tabelle wurden die Farben des Ernährungsdreieckes gewählt, so daß Sie über die Verzehrempfehlung direkt eine Aussage treffen können.

	Fett-punkte
Kuchen und Teilchen	
Apfelkuchen aus Hefeteig, 100g	8
Baumkuchen, 70g	16
Berliner Ballen, 60g	7
Bienenstich, gefüllt, 75g	14
Biskuitschnitte, 45g	5
Buttercremetorte, 120g	18
Butterkuchen, 60g	11
Christstollen, 65g	12
Englischer Teekuchen, 50g	6
Früchebrot, 50g	4
Käsekuchen, 100g	15
Marmorkuchen, 70g	15
Nußkuchen, 60g	15
Quarkstrudel, 100g	13
Streuselkuchen mit Obst 100g	15
Waffeln, 100g	13
Windbeutel mit Sahne, 100g	19
Kekse und Gebäck (1 Stück)	
Baiser, 25g	< 1
Blätterkeks (Brezeln), 5g	1
Butterkeks, 5g	1
Butterkeks (Vollkorn), 7g	1
Eiswaffel 3 St., 12g	1
Haferkeks, 7g	2
Löffelbiskuit, 5g	< 1
Nürnberger Lebkuchen, 35g	3
Obstgarten, Butterkekse, 7g	2
Pralinen (1 Stück)	
After Eight	1
Choco Crossies, 1 Pck., 35g	10
Ferrero Küsschen	4
Mon Cheri	2
Rocher	5
Rumkugeln	2
Trüffel-Praline	4
Riegel (1 Stück)	
Balisto, Korn, 2 Riegel, 41g	11
Banjo, 2 Riegel, 31g	11
Bounty, 57g	14
Hanuta, 1 St., 23g	7
Haribo, Coloardo, 1Pk. 200g	4
Haribo, Lakritz Konfekt, 200g	0
Goldbärchen, 200g	0
Katzenzunge, 1 St., 5g	2
Maoam, 1 Pk., 22g	1
Negerkuß, 1 St.	3
Popcorn, süß, 1 Pk., 40g	2
Salziges zum Knabbern	
Chipsletten, 1 Port., 25g	7
Bahlsen, Erdnußflocken, 1 Port., 25g	6
Kartoffelchips, 1 Port., 25g	8
Reisgebäck/Sesam, 0,5 Tüte, 50g	13

	Fettpunkte
Ohne Gleichen, 10g	4
Russisch Brot, ABC, 2g	< 1
Contessa, 28g	4
Spekulatius (Butter), 6g	1
Spekulatius (Gewürz), 6g	1

Süßspeisen und Cremes

(Instantprodukt, zubereitet, 1 Port., 1/4 Päck.)

Aranca-Creme, diverse	1
Galetta-Creme, diverse	3
Dr. Oetker, Creme mit Alkohol, diverse	7
Dr. Oetker, Mousse au Chocolat	4
Mousse á la Vanille	4
Götterspeise Instant	< 1

Pudding

(gekocht, 1 Port., 1/4 Päckchen)

Fruttina Pudding	< 1
Götterspeise	< 1
Rote Grütze	< 1

Portion Eis

(1 Stück/Becher/Waffel/Tüte/Riegel)

Bizz Lemon oder Cola	< 1
Bounty	12
Calippo	< 1
Capri	< 1
Cornetto, Schokolade	19
Cornetto, Nuß	14
Cornetto, Super Walnuß	15
Dolomiti	< 1
Fürst-Pückler-Schnitte	4
Lila-Pause, Cocos-Mandel	16
Magnum	20
Mars	10

	Fettpunkte
Salzstangen oder -brezeln, 50g	3
Tuc Vollkorn, 1 St., 5g	1

Nüsse und Kerne (1 Portion)

Cashew-Nüsse, 50g	21
Erdnüsse, geröstet, 50g	25
Erdnüsse, 50g	24
Haselnüsse, 50g	30
Leinsamen, 1 geh. EL, 10g	3
Walnüsse, 50g	31

Süßigkeiten Schokolade

(1 Tafel, 100g)

Alpia, Vollmilch-Nuss	37
Kinderschokolade	31
Lindt, Zartbitter	32
Milka, Alpenmilch	32
Ritter Sport, Voll-Nuss	38
Ritter Sport, Marzipan	28
Ritter Sport, Vollmilch	30
Sarotti, Noisette	33
Sprengel, Vollmilch-Nuss	41
Stollwerk, Cappuccino	30

Süße Brotaufstriche

(1 TL = 10g)

Apfelkraut	< 1
Birnenaufstrich	< 1
Extra-Fruchtkonfitüre	< 1
Fruchtkonfitüre	< 1
Nuß-Mandel-Nougat-Creme	3
Zuckerrübensirup	< 1

Light-Konfitüren

(1 TL = 10g)

Diät-Fruchtkonfitüre, ohne Süßst.	0
Diät-Pflaumenmus, ohne Süßst.	0

	Fett-punkte
Milky Way	10
Nogger	15

Fertiggerichte und -Produkte

Salate (1 Port.= 40g)	Fett-punkte
Budapester Salat	10
Eiersalat	7
Fleischsalat	14
Geflügelsalat	12
Heringssalat	7
Jägersalat	8
Kartoffelsalat, 125g	6
Krabbensalat	8
Thunfischsalat	10
Waldorfsalat	6

Fertiggerichte mit Fleisch

(1 Portion)	Fett-punkte
Hühner-Frikassee, 225g	18
Kohlrabi-Knusper-Auflauf, 375g	21
Königsberger-Klopse, 225g	27
Putengeschnetzeltes Züricher Art	18
Rahmschnitzel, 350g	21
Reispfanne Gyros-Art, 325g	29

Tiefkühl-Snacks

(1 St. oder 1 Portion)	Fett-punkte
Baguettes, 125g:	
– Bolognese	9
– Champignon	12
– Knoblauch-Kräuter, 80g	13
– Tomate, Käse	12
– Zwiebel	9
China-Gericht süß-sauer, 250g	17
Chop Suey, 240g	19
Frühlingsrolle, 150g	4

	Fett-punkte
Du darfst, Fruchtaufstrich	0
Fruchtaufstrich, mit Süßstoff	0
Pflaumenmus, mit Süßstoff	0

TK-Kartoffeln und Gemüse

	Fett-punkte
Apfel-Rotkohl, 225g	5
Balkangemüse, 150g	2
Basilikum, 25g	< 1
Buttergemüse, 150g	9
China-Gemüse, 150g	9
Erbsen und Karotten, 150g	1
Französische Gemüse, 220g	5
Gemüseauflauf, 190g	7
Kartoffelkrönchen, 1 St.	2
Kroketten, 1 St., 25g	3
Pfannengemüse, Bauern Art, 150g	9
Rahm-Brokkoli, 150g	14
Rahm-Porree, 225g	9
Snack-Gemüsemedaill., 1 St., 50g	2
Snack-Gemüseburger, 1 St., 75g	6
Snack-Gemüseschnitzel, 1 St., 50g	5
Snack-Gemüsestäbchen, 1 St., 30g	2

Salatsoßen/Dressings

(1 Portion = 20 ml)	Fett-punkte
Feine Kräuter	8
Französische Art	8
Griech. Art	1
Italienische Art	8
Knoblauch-Kräuter	1
Küchenkräuter	8
Petersilie-Kräuter	1

	Fettpunkte
Lotus-Gericht, 270g	20
Rind Mandarin, 220g	18

Tiefkühl-Suppen (1 Portion)

	Fettpunkte
Bihun-Suppe, 1/2 Päckchen, 250 ml	10
Bistro, Brokkoli, 1/2 Päckchen, 150 ml	8
Brokkoli-Crème-Suppe, 1/2 Päckchen, 350 ml	16
China-Suppe, 1/2 Päckchen, 250 ml	15
Creme-fraiche-Suppen, 250 ml:	
– Brokkoli-Blumenkohl	13
– Champignon-Creme	19
– Spargel-Creme	22
– Tomaten-Creme	8
Gemüseeintropf Gärtnerin, 300g	4

Tiefkühl-Pizza

	Fettpunkte
Dr. Oetker Pizza Salami, 322g	50
Dr. Oetker Pizza Bolognese, 290g	19
Dr. Oetker Pizza Frutti di Mare, 445g	34
Langnese Iglo Pizza Crossa Blattspinat-Champignon, 290g	27
Pizza Mini Crossa	
– Mexicana, 95g	10
– Picanta, 95g	14

Fertiggerichte Light (1 Portion)

	Fettpunkte
Chop Suey, 350g	8
Curryhuhn, 400g	10
Huhn süß-sauer, 350g	8
Thousand Islands	8

Salatsoßen (a.d. Flasche, 1 EL)

	Fettpunkte
Kühne Salatfix,	
– Französische Art	4
– Leicht gekräutert	< 1
– mit Joghurt	1
– Salatsoße / Kartoffelsalat, 20g	10
– Thousand Islands	4

Fertige Soßen (1 Portion)

	Fettpunkte
Biskin, á la Hollandaise, 125g	69
Biskin, Béarnaise, 125g	73
Thomy, Béarnaise, 1/4 Päckchen, 63 ml	12
Thomy, Hollandaise, 1/4 Päckchen, 63 ml	14
Thomy, Béchamel, 1/4 Päckchen, 63 ml	13
Thomy, Pfannen-Sahne, 1/4 Päck., 63 ml	16

Fette Snacks

	Fettpunkte
Croissant, Schinken/Käse, 94g	19
Currywurst, 1 St., 125g	21
Döner Kebab mit Salat und Tsatsiki, 1 Port.	5
Dressing, Italienisch, 100g	24
Dressing, Französisch, 100g	26
Dressing, Thousand Islands, 100g	25
Erbsensuppe mit Schweinefleisch	17
Fish & Chips, 1 Port.	24
Hamburger, 100g	9
Hamburger, Fischmäc, 145g	20

	Fett-punkte		Fett-punkte
Kasseler, 400g	16	Hamburger mit Käse, 117g	13
Nasi Goreng, 350g	9	Heringsbrötchen, 1 St.	29
Ratatouille/Rindfleisch, 350g	8	Pommes frites (Mc Donalds´s), mittlere Portion, 105g	17
Rindergulasch, 400g	12	Pommes frites, 150g	13
Rinderroulade, 400g	12		
Rindfleischbällchen, 400g	15		
Sauerbraten, 400g	12		
Schweinebraten, 400g	12		
Schweinebraten in Aspik, 100g	8		
Schweinegeschnetzeltes, 400g	16		
Zwiebelrostbraten, 400g	11		

LCT-Fette

Speisefette, Speiseöle (1 TL=5g)

Olivenöl	5
Sonnenblumenöl	5

Mayonnaise, Salatcreme u. Remoulade (1 TL = 5g)

Delikateß-Mayonnaise, 82%	4
Joghurt-Salatcreme, 30%	2
Remoulade extra-leicht	1

Aufstrichfett

1TL = 5 g)

Butter	4
Halbfettbutter	2
Kräuterbutter	4
Margarine	4
Margarine halbfett	2
Planzenfett (Diät)	5

Fett-punkte

Milch und Milchprodukte

Milch, Milchmix u. -desserts

(1 Glas / 1 Portion = 200ml/200g)

	Fettpunkte
Buttermilch	1
H-Milch, ultrahocherhitzt, 3,5%	6
Milchkakao, 3,5%, 200ml	8
Kondensmilch	
4%, 1 TL, 5g	< 1
0%, 1 Portion, 7,5g	< 1
0%, 1 TL, 5g	< 1
5%, 1 TL, 5g	< 1
Magermilch, entr., 0,3%	< 1
Milch, fettarm, 1,5%	3
Milchreis mit Früchten	5
Milchreis Schoko oder Vanille	6
Vollmilch, 3,5%	6

Dickmilch

	Fettpunkte
Dickmilch, 1,5%, 250g	4
Dickmilch/Sahne, 10%, 100g	10
Dickmilch, Frucht, 1,5%, 175g	2

Frischkäse

	Fettpunkte
Frucht-Zwerge, 20% 50g	3
Obstfrischkäse, 20%, 125g	7

Joghurt (1 Becher = 150g)

	Fettpunkte
Bioghurt, 3,7%	5
Fruchtjoghurt, 1,5%	2
Fruchtjoghurt, 0,3%	< 1
Joghurt, 3,5%	5

Kefir

	Fettpunkte
Kefir, Vollmilch, 150g, 3,5%	5
Kefir, fettarm, 150g, 1,5%	2

Käse, Schnittkäse

(1 Scheibe, 20g)

	Fettpunkte
Butterkäse, 50%	6
Chester, 50%	10
Edamer, 30%	3
Edamer, 45%	6
Emmentaler, 45%	6
Gouda, 45%	6
Gruyère, 45%	6
Marschlander, 45%	5
Milkana, Allgäuer, 45%	6
Parmesankäse 35%, gerieb., 1 EL, 8g	2
Tilsiter, 30%	3
Tisiter, 45%	6

Weichkäse (1 Portion = 30g)

	Fettpunkte
Bresso, Weichkäse, 60%	10
Bresso, 70%	12
Briekäse, 50%	8
Camembert, 30%	4
Camembert, 40%	6
Camembert, 45%	7
Camembert, 50%	8
Camembert, 55%	9
Camembert, 60%	10

Schmelzkäse (1 Portion = 30g)

	Fettpunkte
Schmelzkäse, 10%	1
Schmelzkäse, 20%	2
Schmelzkäse, 30%	3
Schmelzkäse, 40%	5
Schmelzkäse, 50%	6
Schmelzkäse, 60%	7
Toast-Scheiblette, 45%	6

	Fett-punkte		Fett-punkte
Quark		**Light-Käse**	
Freche Früchtchen, 50g	4	(1 Portion od. 1 Scheibe = 30g)	
Kräuter-Quark, 40%, 100g	10	becel Toastkäse	6
Kräuterquark, pikant, 100g	7	becel Frischkäse	7
Speisequark,		becel Weichkäse	9
– mager, 100g	< 1	Bresso leicht, 40%	5
– 0,2%, Cremor, 100g	< 1	Du darfst, Camembert	5
– 10%, 100g	2	Du darfst, Frischkäse	3
– 20%, 100g	5	Du darfst, Gouda/Edamer	5
– 40%, 100g	11	Du darfst, Knoblauch-Weichkäse	5
		Du darfst, Schmelzkäse-Ecke,	
Sahne		diverse, 45%	7
Créme double, 42%, 125g	54	Schmelzkäse-Ecke, 20%	3
Créme fraiche, 30%, 1B., 125g	38	Tilsiter	5
Kaffeesahne, 15%, 1 TL, 5g	1	Kraft leicht, Bauernkäse, 20%	5
Schlagsahne, geschlagen,			
1 geh. EL	6		
Schmand, 24%, 1 TL, 5g	1		
Sprühsahne, 1 geh. EL, 8g	2		

Fischprodukte

Fisch, Muscheln und Krabben		**Tiefkühl-Fisch**	
(1 Portion = 150g)		(1 Portion)	
Aal	37	Feine Seelachs-Filets, 150g	2
Alaska-Seelachs	1	Feine Kabeljau-Filets, 150g	1
Anglerfisch (Seeteufel)	1	Feine Schollen-Filets, 125g	1
Brathering, 125g	19	Langnese Iglo Fischstäbchen,	
Dornhai	22	5 St., 150g	11
Flunder	1	Fisch-Pfanne, 200g	4
Forelle	4	Goldback-Filets, 4 St., 250g	25
Heilbutt	3	Lachs-Filet in Blätterteig	31
Hering	14	Sylter Fischpfanne, 350g	19
Kabeljau (Dorsch)	1		
Karpfen	7	**Fischkonserven**	
Lachs	20	Bismarckhering, 125g	19
Matjeshering (1Filet), 80g	18	Bratrollmops, 75g	10

	Fettpunkte
Rotbarsch (Goldbarsch)	5
Sardine	8
Schellfisch	0
Scholle	1
Schwertfisch	7
Seelachs	1
Seezunge	2
Steinbutt	3
Thunfisch	23

<u>Geräucherter Fisch</u>

	Fettpunkte
Aal, 50g	14
Bückling, 125g	19
Heilbuttfilets, 50g	9
Lachs, 1 Scheibe, 50g	9
Makrele, 50g	8
Rotbarsch, 50g	3
Schillerlocken, 50g	12
Bücklingsfilets, ger.,160g	23
Hering in Gelee, 50g	6
Heringsfilets/Mayonnaise, 125g	60
Heringsfilets/Senf-Soße, 190g	30
Heringsfilets in Tomaten, 100g	15
Heringsfilets/Tomaten-Creme, 190g	21
Makrelenfilets/Tomaten-Soße, 190g	35
Makrelenfilets geräuchert, 150g	47
Sahne-Heringsfilets, 200g	68
Thunfisch mit Öl, 150g	32
Thunfisch ohne Öl, 150g	2

Feisch, Wurstwaren, Eier

<u>Rind</u> (1 Portion)

	Fettpunkte
Beefsteak (Blume), 180g	9
Hochrippe, 180g	12
Kamm (Schmorfleisch), 150g	12
Ochsenschwanz, 200g	23
Rinderhack, 100g	14
Rinderbrust (Brustspitze), 180g	27
Roastbeef (Lende), 150g	6
Suppenfleisch (Querrippe), 200g	28

<u>Kalb</u> (1 Portion)

	Fettpunkte
Filet (2 Medaillons), 100g	1
Kalbsbrust, 150g	8
Kotelett, 150g	4
Leber, 150g	6
Niere, 125g	8
Schnitzel, 125g	4

<u>Wurstwaren</u>

(1 Portion od. Scheibe = 20g)

	Fettpunkte
Bierschinken (Truthahn)	2
Bierschinken	4
Blutwurst	6
Zervelatwurst	6
Corned beef, light	1
Jagdwurst (Geflügel, light)	2
Jagdwurst	4
Kasseler	3
Leberkäse (Truthahn)	< 1
Leberkäse	5
Leberwurst (Geflügel)	5
Leberwurst (Hausmacher Art)	5
Lyoner (light)	2
Lyoner	6
Mettwurst (grob)	4
Mettwurst, streichfähig	7

	Fett-punkte

Schwein
(1 Portion)

Bauchspeck, frisch, 100g	89
Dicke Rippe, 180g	28
Filet (2 Medaillons), 100g	2
Flomen, Bauchfett, 100g	80
Leber, 150g	5
Nackenbraten, 180g	25
Nackenkotelett, 150g	17
Nuß, 180g	2
Rollbraten, 180g	19
Schulter (Braten), 180g	17
Schwartenbraten, 200g	31

Lamm und Hammel (1 Portion)

Brust (Ragout), 150g	56
Filet, 100g	3
Gulasch, mittelfett, 180g	23

Geflügel (1 Portion)

Brathähnchen, klein, 0,5 St.	20
Brathähnchen, mittel, 0,5 St.	35
Brust mit Haut, 150g	9
Ente, 125g	21
Gans, 150g	47
Gänseleber, 100g	10
Putenbraten (Keule), 180g	12
Putenbrustbraten, 150g	1
Putenschnitzel, 150g	2

Eier

Ei (Gewichtskl. 3), 1 St., 60g	7

	Fett-punkte
Mortadella (light)	3
Plockwurst	5
Salami (deutsch)	7
Teewurst	7

Schinken und Speck
(1 Scheibe = 20g)

Dosenschinken	2
Frühstücksspeck	13
Lachsschinken	1

Koch- und Bratwurst
(1 St. od. 1 Portion)

Bockwurst, 150 g	38
Bratwurst, fein, 150 g	40
Bratwurst, grob, 150 g	42
Brühwurst (Dose), 50g	10
Cocktailwürstchen, 16 St., 100g	28
Fleischwurst, einfach, 100g	25
Fleischwurst, light, 100g	15
Frankfurter Würstchen, 1 Paar, 100g	24
Kalbsbratwurst, 125g	34
Landjäger, 1 Paar, 100g	42

Gemüse und Obst haben wenig oder gar kein Fett

Ausnahmen:

	Fettpunkte
Avocado, groß	47
Oliven, grün, mariniert, 20g	3
Oliven, schwarz, mariniert, 20g	7
Röstzwiebeln, getrockn., 1 EL, 3g	1

Gemüse pro Person, 200g geputzte Rohware

	Fettpunkte
Erbsen, grün	< 1
Fenchel, 1 große Knolle	< 1
Frühlingszwiebeln, 100g	< 1
Gurke (Gemüse-oder Salatgurke)	< 1
Kohlrabi	< 1
Mais (Zuckermais, Maiskörner, Speisemais)	8
Möhren (Mohrrüben), Karotten (Rüebli)	< 1
Paprikaschoten, Peperoni, Pfefferschoten	< 1
Radieschen, 1 Bund, 80g	< 1
Rosenkohl (Kohlsprossen)	< 1
Schwarzwurzeln	1
Spargel	< 1
Spinat	< 1
Tomaten	< 1
Weißkohl (Weißkraut, Weißkabis)	< 1
Wirsingkohl (Savoyerkohl)	< 1
Zwiebel, 1 mittelgroße, 50g	< 1

Obst Pro Stück /pro Portion

	Fettpunkte
Ananas, 135g	< 1
Apfel, klein, 110g	< 1
Banane, mittelgroß, 100g-150g	< 1
Birne, mittelgroß, 125-150g	< 1
Erdbeeren, 125g	< 1
Holunderbeeren, schwarz, 125g	2
Johannisbeeren, rot, 125g	< 1
Johannisbeeren, schwarz, 125g	< 1
Jujube, chin. Dattel, 100g	< 1
Kürbis, 125g	3
Melone, Honig-, 150g	< 1
Melone, Wasser-, 150g	< 1
Orange, mittelgroß, 125-150g	< 1
Pflaumen, 125g	< 1
Stachelbeeren, 125g	< 1
Weintrauben, 125g	< 1
Zitrone, 80g	< 1

Kartoffeln und Kartoffelgerichte pro Portion, 200g (= 2-3 mittelgroße Kartoffeln)

	Fettpunkte
Kartoffeln mit Schale, Pellkartoffeln	< 1
Kartoffeln o. Schale gek., Salzkartoffeln	< 1
Bratkartoffeln (aus 200g Kartoffeln und 15g Fett)	16
Kartoffelbrei, Kartoffelstock	4
Kartoffelpuffer, Reibekuchen, zubereitet, 3 Puffer, 150g	18
Kartoffelsalat, Mayonnaise, 250g	6
Kartoffelsalat, Essig/Öl, 250g	5
Kroketten, fritiert, 1 Krokette, 40g	3
Pommes frites, fritiert, 150g	13
Pommes frites, Mc Donald´s, 1 Port., 105g	17
Kartoffelgratin, TK, 225g	16

Fett-punkte | Fett-punkte

Brot

Brot und Brötchen

(1 Scheibe od. 1 St.)

Bauernbrot, Landbrot, dunkel, 50g 1

Brötchen »Kornkrüstchen«,50g . .2

Croissant, 60g 21

Croissant, mit Schokolade 25

Graubrot, Roggenbrot, 45g . . .< 1

Knäckebrot, rustikal, 15g . . . . .< 1

Knäckebrot, Leicht & Cross, Sesam . . . .< 1

Leinsamenbrot, 40g 1

Pumpernickel, 40g . . . .< 1

Roggenbrot, 50g . . . .< 1

Roggenmischbrot, 50g 1

Roggenvollkornbrot, 50g 1

Sechskornbrot, 45g 1

Sojabrot, 45g 1

Weißbrot, 40g . . . .< 1

Weizenmischbrot, 50g 1

Weizenvollkornbrot, 40g . . . . .< 1

Zum Aufbacken (1 Stück)

Frischteig-,Baguette-Brötchen, 75g . . . .< 1

Frischteig-Croissants, 42g 7

Frischteig-Sonntags-Brötchen, 50g 1

Frischteig-Vollkorn-Brötchen, 75g 4

Getreide und Getreideprodukte

Ravioli, verzehrfertig, 250g 7

Reis, gekocht, 1 Port., verzehrfertig, 150g . . . .< 1

Spätzle, verzehrfertig, 150g 8

Teigwaren (Eierteigwaren), 50g Rohgewicht 1

Müsli, Getreide u. Getreide-produkte

(bei Müsli: 1 Portion)

Corn Flakes, Corn Pops, 30g 1

Crunchy Nut, Chombos, 30g 1

Haferfleks 4-5 EL 2

Haferflocken und Trockenobst 4-5 EL 2

Knusperflakes und Schokolade, 4-5 EL 3

Müsli mit Trockenobst 4-5 EL . . .2

Nutri-Grain Schokomüsli 4-5 EL .3

Vierkorn-Flocken 4-5 EL 1

Vollkorn-Haferflocken 4-5 EL 3

Mehl, Weizen-, Type 405, 1 EL, 20g . . . .< 1

Reis, Naturreis, Vollkornreis, 50g .1

Roggenflocken, 10g . . . .< 1

Wildreis, 1 Portion, 30g 1

Getränke

Kaffee/Tee/Kakao

(1 Tasse bzw. Portion)

	Fettpunkte
Diät Cappuccino/Instant	1
Cappuccino/Instant m. Milch und Zucker	3
Heiße Schokolade/Instant, 150 ml	6
Kaffee/Instant, Café au lait	3
Kaffee ohne Milch	< 1
Kakaotrunk/Instant, 150 ml	6
Malzkaffee	< 1
Ovomaltine, 200 ml	7
Tee ohne Milch	< 1
Tee-Zitrone/Instant	< 1

Frucht- und Gemüsesäfte

(1 Glas = 200 ml)

	Fettpunkte
Ananassaft	< 1
Apfelsaft	< 1
Gemüsesaft	< 1
Grapefruitsaft	< 1
Karottensaft	< 1
Karottentrunk	< 1
Multivitamin, hohes C	< 1
Orangensaft, frisch gepreßt	< 1
Orangensaft, hohes C	< 1
Rote-Bete-Saft	< 1
Sanddornbeerensaft	< 1
Sauerkirschsaft	< 1
Tomatensaft	< 1
Traubensaft	< 1
Trink 10	< 1
Zitronensaft, 100 ml	1

Nektare/Fruchsaftgetränke

(1 Glas = 200 ml oder Portion)

	Fettpunkte
Ananassaft (Dose)	< 1
Apfel-Fruchtsaftgetränk	< 1
Aprikosennektar	< 1
Bananennektar	< 1
Caprisonne	< 1
Grapefruitnektar	< 1
Impress-Teegetränk, 150 ml	< 1
Kirsch-Fruchtsaftgetränk	< 1
Mango-Vitamin-Nektar	< 1
Multi-Vitamin-Nektar	< 1
Orangen- oder Grapefruitsaft mit Fruchtfleisch	< 1
Orangennektar	< 1
Pfirsichnektar	< 1

Nektar mit Süßstoff

(1 Glas = 200 ml)

	Fettpunkte
Fruchtsaftgetränk	< 1
Fruchtsirup, 1 EL, 10 ml	< 1
Multi-Vitamin-Mehrfrucht	< 1
Nektar, diverse Früchte	< 1

	Fettpunkte
Limonaden/Erfrischungsgetränke	
(1 Glas = 200 ml oder 1 Dose)	
Aquarius	< 1
Bitter Lemon	< 1
Brottrunk	< 1
Coca Cola	< 1
Dextro Energen	< 1
Energy Drink	< 1
Fanta	< 1
Ginger Ale	< 1
Indian Tonic Water	< 1
Mezzo Mix	< 1
Sprite	< 1

	Fettpunkte
Light-Limonaden	
(1 Glas = 200 ml oder 1 Dose)	
Bitter Lemon	< 1
Coca Cola	< 1
Eis-Tee, 330 ml	< 1
Fanta	< 1
Ginger Ale	< 1
Indian Tonic Water	< 1
Orange	< 1
Sprite	< 1
Trink 10 light	< 1
Zitrone	< 1

Abkürzungen

B.	Becher
Btl	Beutel
EL	Eßlöffel
geh.	gehäuft
g	Gramm
ml	Milliliter
PK	Packung
Port.	Portion
TL	Teelöffel
St.	Stück
%	= (% Fett i. Tr.) Prozent Fett in der Trockenmasse
< 1	Fettgehalt unter 1 Gramm

Quelle: Bundesinstitut für gesundheitlichen Verbraucherschutz und Veterinärmedizin (BGVV): Bundeslebensmittelschlüssel II.3, Berlin (1999); Lebensmitteltabelle Kalorien mundgerecht, Umschau-Verlag; Der kleine Souci-Fachmann-Kraut, Wissenschaftliche Verlagsgesellschaft mbH, Stuttgart sowie Herstellerangaben.

Anhang 3: Kopiervorlage für Ihr persönliches Wohlfühltagebuch

Vorname ______________ Name ______________
Alter ______________ Körpergröße ______________

Meine Ziele

Ich möchte ...

____
____
____
____

Bitte geben Sie einen realistischen Zeitraum an, in dem Sie Ihr Ziel erreichen möchten. Woran erkennen Sie bereits frühzeitig, daß Sie sich diesem Ziel nähern? Formulieren Sie Ihr Ziel bitte positiv, schreiben Sie auf, was Sie erreichen möchten und nicht das, was Sie vermeiden wollen. Formulieren Sie Ihre Ziele bitte in der »Ich«-Form.

Meine Motive

Ich möchte meine Ziele erreichen, weil ...

____
____
____
____

Lassen Sie sich für die Motivsuche ruhig etwas Zeit. Oftmals tauchen Beweggründe auf, die nicht sofort erkennbar waren.

Startgewicht ________ Datum ________ Wochentag ________

Streichen Sie auf dem Wochenkonto für jeden verbrauchten Fettpunkt ein Kästchen aus. Verfahren Sie ebenso bei den Getränken. Tragen Sie das LCT-Fettkonto stets bei sich.

Wochenübersicht LCT-Fettkonto

Punkte	Mo	Di	Mi	Do	Fr	Sa	So

8
16
24
32
40
48
60

68
76
84
92
100
108
120

Genutze Fett-punkte

Gesparte Fett-punkte

Getränke abstreichen

1 Glas = 2 Tassen = 200 ml

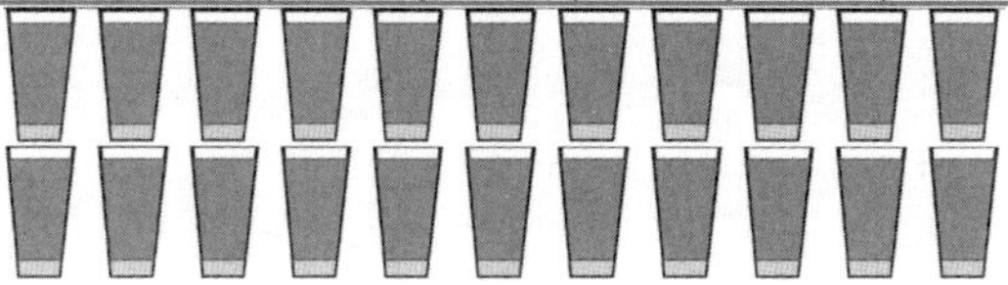

Tagesgewicht			Uhrzeit		
Laune	☹ ☹	☹	😐	☺	☺ ☺
Gefreut über					
Geärgert über					
Schlafbedarf	☹ ☹	☹	😐	☺	☺ ☺
Fitness	☹ ☹	☹	😐	☺	☺ ☺
Ereignisse Vortag					
Einladung					
Wochenende					
Feier					
Bewegungstag					
Sonstiges (z. B. Regel)					

Anhang 4: Wichtige Begriffe von A bis Z

alpha-Linolensäure
notwendige Fettsäure, die der Körper nicht selbst herstellen kann, reichlich enthalten in Weizenkeimöl, Sojaöl, Walnußöl. Verbessert die Fließeigenschaften des Blutes, senkt das Infarktrisiko

Aminosäuren
20 verschiedene Bausteine, aus denen Eiweiß aufgebaut wird. Neun Aminosäuren können vom Körper nicht selbst hergestellt werden (unentbehrlich Aminosäuren). Sie müssen täglich zugeführt werden.

Arachidonsäure
Fördert die Entstehung von Entzündungen und Schmerzen, findet sich ausschließlich in tierischen Lebensmitteln, besonders reich in Fleisch und Wurstwaren

Acetylcholin
Nervenbotenstoff im Gehirn. Er ist außerordentlich bedeutsam für das Gedächtnis und die Lernfähigkeit. Ein Mangel führt zu Vergeßlichkeit. Cholin als Vorstufe von Acetylcholin hebt die Acetylcholinspiegel im Gehirn an.

Ballaststoffe
Unverdauliche, pflanzliche Nahrungsbestandteile, wichtig für eine gesunde Darmfunktion, verhindern rasches anfluten von Zucker im Blut (Zuckerbremse).

Bauchspeicheldrüse
(= Pankreas) wichtig für die Verstoffwechselung von Kohlenhydraten und Fetten. In der Bauchspeicheldrüse wird u.a. Insulin hergestellt und an das Blut abgegeben.

Blutzuckerspiegel
Menge an Zucker im Blut. Hohe Blutzuckerspiegel sind ungesund und zerstören die Blutgefäße wie Rost Wasserrohre. Werte im Bereich 70 bis 110 mg/100 ml Blut sind günstig (nüchtern), im Tagesverlauf sollten die Werte 150 mg/100 ml Blut nicht übersteigen.

BMI = Body Mass Index
Maß für das Verhältnis von Körpergröße zu Gewicht. Mit dem BMI kann man feststellen, ob ein Normalgewicht, ein Untergewicht oder ein zu hohes Körpergewicht besteht.

Cholecystokinin
Bei Bewegung (Walking) abgegebenes Hormon, was u.a. den Hungerreiz dämpft

Cholin
Inhaltsstoff in der Sojabohne, der die Bildung von Acetylcholin fördert. Cholin als Vorstufe von Acetylcholin hebt die Acetylcholinspiegel im Gehirn an.

CLA
konjugierte Linolsäure in Spuren enthalten in Schaffleisch, Schaf- und Ziegenmilch, Milchprodukten, Käse und Muttermilch. Fördert den Fettabbau. Als Kapselpräparat im Versandhandel erhältlich.

Crash-Diät
Extremdiät mit einseitiger Nährstoffverteilung.

Daidzein
Phytoöstrogen der Sojabohne, schützt vor Krebs

DHA
Docosahexaensäure, ist in Omega-3-Fetten (Seefisch, DHA-Kapselpräparaten) enthalten. DHA hat
- einen positiven Einfluß bei Depressionen,
- verbessert die Konzentrations- - und geistige Leistungsfähigkeit,
- ist wichtig für die Entwicklung der Gehirnfunktion und Sehleistung bei Säuglingen und Kleinkindern,
- Normalisiert erhöhten Blutdruck und beugt daher der Arteriosklerose vor,
- verbessert die Durchblutung durch Weitstellung der Blutgefäße,
- läßt alte Blutgefäße wieder elastisch werden,
- verbessert die Fließfähigkeit des Blutes,
- verbessert die Blutfettwerte,
- verhindert ein krankhaftes, unrhythmisches Schlagen des Herzens,
- verhindert die Entstehung bzw. bremst das Wachstum von Tumoren,
- kontrolliert die Abwehrkräfte,
- schwächt krankhafte Entzündungsprozesse ab,
- mildert Allergien,
- lindert Schmerzen,
- verbessert die Streßtoleranz,
- sorgt für eine gesunde, glatte und straffe Haut.

Diabetes mellitus
Zuckerkrankheit (Typ II), durch langjährigen hohe Zucker- und LCT-Fett-Zufuhr ausgelöste Erschöpfung der Bauspeicheldrüse. Diese kann nicht mehr ausreichend Insulin zur »Reinigung« des Blutes von zuviel Zucker bereitstellen. Fehlende Bewegung spielt eine bedeutende Rolle bei der Entstehung.

DPA
Docosapentaensäure ist in Omega-3-Fetten (Seefisch) enthalten. Geringere Bedeutung als DHA und EPA

Eiweiß
Protein, Baustoff des Körpers für das Gehirn, die Muskulatur, Haut, Haare, Nägel, Organe, selbst die Gedanken bestehen aus Eiweißbaustoffen. Eiweiß setzt sich zusammen aus 20 verschiedenen Aminosäuren (siehe dort).

EPA
Eicosapentaensäure, die in Omega-3-Fetten enthalten ist (Seefisch, Omega-3-Präparate). Weitere Effekte siehe unter DHA.

Fettsäuren
Wichtigster Baustein in einem Fett

Genistein
Phytoöstrogen der Sojabohne, schützt vor Krebs

Glykogen
Supertreibstoff der Muskulatur für schnelle und kurzfristige Leistungen und Energiequelle Nr. 1 für Gehirn und Nerven. Nur geringe Vorräte in Muskeln und Leber, bindet viel Wasser im Körper

Genetiker
Personen, die sich mit der Vererbung von Merkmalen und Eigenschaften von Lebewesen beschäftigen.

HDL
Adernschutzstoff, »reinigt« verstopfte Blutgefäße, je mehr im Blut vorhanden ist, um so besser. CLA + Omega-3-Fette + Bewegung heben HDL stark an. Gute Werte für Frauen über 65 mg/100 ml Blut, für Männer über 55 mg/100 ml Blut.

Hormon
Stoffe, die im Körper von einer Drüse (Ausscheidungsorgan) abgegeben werden und entfernt von diesem Abgabeort an einem Zielgewebe oder Organ eine Wirkung entfalten.

Insulin
Hormon, das die Zellen für Zucker aufschließt und so das Blut von einem erhöhten Zuckergehalt befreit. Insulin fördert den Fettaufbau und die Einlage-rung von Nahrungsfetten in Depots.

Jo-Jo-Effekt
Durch häufiges Wiederholen von Crash- oder Extremdiäten ausgelöste Schwankung des Körpergewichtes einem Jo-Jo-gleich nach unten und nach oben mit insgesamt steigender Gewichtstendenz.

Kollagen
Bindegewebe (Eiweiß), am Aufbau der Haut maßgeblich beteiligt.

Laktose
Haupt Kohlenhydrat in der Milch (Kuhmilch, Schafsmilch, Muttermilch)

Langsame Kohlenhydrate
finden sich in Vollkornreis, Getreideflocken, grobem Vollkornbrot, Hartweizennudeln. Sie liegen in einer quasi verpackten Form vor und die Verdauungswerkzeuge (Enzyme) müssen die Kohlenhydrate zunächst befreien und »zerkleinern«, bevor eine Aufnahme durch die Darmwand möglich ist. Dieser Vorgang braucht Zeit, die Verpackung wirkt wie eine Bremse.

LCT-Fette
Long-chain-triglyceride = unter LCT-Fetten werden hier ausschließlich langkettige, gesättigte Fette verstanden. Durch zuviel LCT-Fette steigt das Gewicht und der Körper wird krank.

LDL
Untergruppe des Cholesterins. Verstopft Blutgefäße, verursacht Arteriosklerose und Herzinfarkt. Je niedriger, desto besser. Werte unter 135 mg/100 Blut sind günstig.

Linolsäure
notwendige Fettsäure, die der Körper nicht selbst herstellen kann, reichlich enthalten in Weizenkeimöl und Sojaöl.

Lipasen
Fett abbauende Werkzeuge

MCT-Fette
schlanke, mittelkettige Fette (medium-chain-triglyceride) als Speiseöl, kann mit Kräutern und Gewürzen verfeinert werden. Sinnvoll sind MCT-Weizenkeimöl-Mischungen im Verhältnis 9 + 1. Entweder selbst herstellen oder im Versandhandel fertige Mischungen bestellen.

Melatonin
körpereigenes Hormon, das mit zunehmendem Alter vermindert gebildet wird. Melatonin hat im Tierversuch das Leben von Mäu-

sen um 20% verlängert, kräftigte das Immunsystem, die Agilität und Libido. Hat günstige Effekte auf die Haut und reduziert nachweisbar Falten.

Menopause

bei der Frau der Zeitpunkt der letzten Menstruation, meist zw. dem 47. und 52. Lebensjahr.

Mineralstoffe

in großen Mengen – im Unterschied zu den Spurenelementen – vom Körper benötigte Salze, vergleichbar dem Kochsalz.

a: Wichtig für …
b: Empfohlene Zufuhr …
c: Lieferant …

– Calcium:
a: Blutgerinnung, gesunde Knochen und Zähne, Nerven system, Muskelkontraktion,
b: 1000 mg
c: Milch- und Milchprodukte, Käse, Quark, Mineralwässer

– Chlor:
a: Bildung der Magensäure, wichtig für die Aufrechterhaltung des Druckes im Gewebe
b: 830 mg
Hauptlieferant Speisesalz, stets vergesellschaftet mit
c: Natrium oder Kalium

– Kalium:
a: Hauptmineral in den Zellen, wichtig für Muskel- und Nervenzellen, aktiviert bestimmte Biokatalysatoren und sorgt so für einen reibungslosen Stoffwechsel, reguliert den Blutdruck, wichtig bei Streß.
b: 2000 mg
Obst, insbesondere Bananen, Trockenfrüchte, Kartoffeln,
c: Bohnen

– Magnesium:
a: Zu 60% im Skelett, zu 39% in den Zellen, zu 1% außerhalb der Zellen. Magnesium aktiviert 300 verschiedene Biokatalysatoren, wichtig für Ausge glichenheit und Belastbarkeit gegen Streß, beruhigt das Herz
b: 300 – 350 mg
c: In allen grünen (chlorophyll enthaltenden Pflanzen), Getreideprodukten, Sojabohnen, Obst, Fisch, Nüssen

– Natrium:
a: Hauptmineral in der Flüssigkeit außerhalb der Zellen, wichtig fürdie Aufrechterhaltung des Druckes im Gewebe, kann bei Veranlagung Bluthochdruck mit verursachen.
b: 550 mg
c: Speisesalz, die Zufuhr ist in Deutschland im Durchschnitt etwa 7mal so hoch wie der Bedarf

– Phosphat:
a: Aufbau gesunder, stabiler Knochen und Zähne, an der Säure-Basen-Regulation maßgeblich beteiligt
b: 700 mg
c: Besonders in eiweißreichen Lebensmitteln wie Milch, Käse, Fleisch und Wurst

– Schwefel:
a: Bindegewebe, Haut, Fingernägel, Entgiftung des Körpers
b: keine Angaben zur empfohlenen Zufuhr
c: Eigelb, Fisch, Milch, Käse, Nüsse, Gemüse

Oestrogen

weibliches Geschlechtshormon

Omega-3-Fette
in Seefisch enthaltene besondere Fette, aus denen wichtige Botenstoffe im Körper gebildet werden. Omega-3-Fette kann der Körper nicht selbst herstellen, sie müssen daher regelmäßig (am besten täglich) zugeführt werden. Siehe auch DHA oder EPA.

Phenylethylamin
Bei der Reifung von Käse aus Eiweiß entstehendes Nebenprodukt mit kreislaufanregender, konzentrationssteigernder Wirkung

Phytoöstrogene
Pflanzliche Stoffe, die im menschlichen Körper die Wirkung des weiblichen Geschlechtshormons Oestrogen in abgeschwächter leicht modifizierter Form entfalten. Schutz vor Tumoren (Krebs).

Protein
Eiweiß, siehe dort

schnelle Kohlenhydrate
werden aus natürlichen Lebensmitteln durch industrielle Verarbeitung gewonnen. Beispiele hierfür sind Weißmehlprodukte, Traubenzucker und Haushaltszucker. Führen zu raschen Blutzuckeranstiegen und starker Insulinausschüttung

Serotonin
Nervenbotenstoff im Gehirn. Verbessert die Stimmung und dämpft den Appetit, Mangel verursacht Depressionen. Wird im Körper aus Tryptophan (Aminosäure) gebildet (siehe dort).

Spurenelemente
in kleinen Mengen – im Unterschied zu den Mineralstoffen - vom Körper benötigte Salze.

a: Wichtig für …
b: Empfohlene Zufuhr …
c: Lieferant …

– Chrom:
a: Wichtig, damit Insulin im Körper wirken kann
b: 30 – 100 µg
c: Weizenkeime, Vollkornprodukte, Leber

– Cobalt:
a: Keine Mangelerscheinungen, wenn ausreichend Vitamin B_{12} vorhanden ist.
b: keine Angaben zur empfohlenen Zufuhr
c: Bestandteil von Vitamin B_{12}

– Eisen:
a: Blutbildung und Sauerstofftransport, Energiebereitstellung bei Ausdauerleistungen
b: 10-15 mg
Sojabohnen, Haferflocken, Getreidekeime, Fleisch, Leber

– Fluor:
a: Knochen- und Zahnaufbau
b: 3-4 mg
c: Trinkwasser, Schwarztee, Seefisch

– Jod:
a: Reguliert die Geschwindigkeit des Stoffwechsels und der Fettverbrennung, Mangel begünstigt ein hohes Körpergewicht
b: 180 – 260 µg
c: Seefisch, Jodsalz, einige Mineralwässer, mit Jodsalz gebackenes Brot

– Kupfer:
a: Bestandteil zahlreicher Biokatalysatoren, wichtig für die Herstellung des roten Blutfarbstoffs, fängt Stoffwechselterroristen (freie Radikale) ab

b: 1 – 1,5 mg
c: Fische, Schalentiere, Nüsse, Weizenkleie

– Mangan:
a: Beugt der Zuckerkrankheit vor, sorgt für stabile Knochen, Bestandteil einiger Biokatalysatoren
b: 2 – 5 mg
c: Weizenkeime, Nüsse, Haferflocken, Vollkornprodukte, Hülsenfrüchte

– Molybdän:
a: Wichtig für die Aufnahme von Fluor, Bestandteil einiger Biokatalysatoren, sorgt für stabile Knochen
b: 50 – 100 µg
c: Getreide, Weizenkeime, Hülsenfrüchte, Milch, Bierhefe

– Nickel:
a: Aktiviert verschiedene Biokatalysatoren, stabilisiert die Erbsubstanz
b: 25 – 30 µg
c: Sojabohnen, Bierhefe, Getreide, Gemüse, Kakao

– Selen:
a: Wichtig für den Aufbau von Schutzsubstanzen gegen Stoffwechselterroristen (freie Radikale), wichtig für die Schilddrüse, schützt vor Krebs
b: 30 – 70 µg
c: Fisch, Eigelb, Nüsse, Vollkornprodukte, Weizenkeime, Hülsenfrüchte, Schweinefleisch

– Silicium:
a: Sorgt für straffes Bindegewebe, Knorpel und stabile Knochen
b: keine Angaben zur empfohlenen Zufuhr
c: Pflanzliche Lebensmittel, Mineralwasser

– Vanadium:
a: Aktiviert verschiedene Biokatalysatoren, sorgt für ausgeglichenen Zuckerspiegel im Blut, unterstützt den Aufbau stabiler Knochen und harter Zähne
b: keine Angaben
c: Sojaöl, Maiskeimöl, Sonnenblumenöl

– Zink:
a: Bestandteil von 300 Biokatalysatoren. Wichtig für den Energie- und Eiweißstoffwechsel, den Alkoholabbau, den Zuckerabbau und ein starkes Immunsystem.
b: 7-10 mg
c: Austern, verschiedene Fischarten, Milchprodukte, Innereien

– Zinn:
a: Vermutlich von Bedeutung für die Verdauung im Magen
b: keine Angaben zur empfohlenen Zufuhr
c: pflanzliche und tierische Lebensmitteln

Stoffwechsel

Gesamtheit der biochem. Vorgänge im Körper die zum Aufbau, Umbau und der Erhaltung der Körpersubstanz sowie der Aufrechterhaltung der Körperfunktionen dienen.

Süßstoffe

Süß schmeckende, künstliche Stoffe ohne Kalorien mit im Vergleich zu Haushaltszucker nur geringem Volumen. Man kann daher mit Süßstoffen süßen aber z.B. nicht Zucker beim Backen durch Süßstoffe ersetzen, da das notwendige Volumen fehlt. Erhältlich im Lebensmittelhandel.

Triglyceridwerte
schädliche Blutfette, welche die Blutgefäße verletzen und verstopfen. Werte unter 200 mg/100 ml Blut sind günstig.

Tryptophan
Unentbehrliche Aminosäure (=Eiweißbaustein). Tryptophan ist die Vorstufe des Glückshormons Serotonin, das gleichzeitig den Appetit dämpft. Eine erhöhte Aufnahme von Tryptophan mit der Nahrung erhöht den Serotoninspiegel im Gehirn. Der Tagesbedarf an Tryptophan liegt zwischen 200 und 400 mg je nach Körpergewicht. Besonders reich an Tryptophan (mehr als 300 mg/100 g) sind Sojaprodukte, Eier, Milchprodukte, getrocknete Steinpilze oder Pfifferlinge, Roggen- und Weizenkeime.

Tumor
Krebsgeschwulst

Tyramin
Bei der Reifung von Käse aus Eiweiß entstehendes Nebenprodukt mit kreislaufanregender, konzentrationssteigernder Wirkung

Versteckte Fette
nicht sofort erkennbare LCT-Fette z.B. in Wurstwaren, Fertigmahlzeiten, Schokolade, Chips, Pommes frites

Vitalstoffe
bioaktive Pflanzeninhaltsstoffe, die für Gesundheit und Wohlbefinden außerordentlich wertvoll sind. Es handelt sich um eine Gruppe von Stoffen. Sie werden grob eingeteilt in:

- Carotinoide (rote und gelbe Früchte, Gemüse)
- Glucosinolate (Kohlarten, Senf, Meerrettich)
- Monoterpene (Ätherische Öle in Aprikosen, Himbeeren, Weintrauben, Heidelbeeren, Orangen, Kümmel, Anis, Fenchel, Pfefferminz)
- Phytoöstrogene (Soja, Leinsamen)
- Phytosterine (Pflanzensamen und -öle, Sonnenblumenkerne, Sojaöl)
- Polyphenole (Gemüse, Obst, Wein, Gewürze)
- Protease-Inhibitoren (Soja, Getreide)
- Saponine (Sojabohne, Hülsenfrüchte)
- Sulfide (Zwiebeln, Knoblauch, Kohlarten)

Vitamin
lebensnotwendige Stoffe, die vom Körper nicht oder nur in nicht ausreichenden Mengen selbst hergestellt werden können

Vitamine
a: Wichtig für …
b: Empfohlene Zufuhr …
c: Lieferant …

– A = Retinol:
a: scharfe Augen und Nachtsehen, gesunde, straffe Haut und Schleimhäute, schlagkräftiges Immunsystem
b: 0,8 – 1 mg
c: grüne, rote und gelbe Gemüse, Eigelb

– B1 = Thiamin:
a: Verbrennung von Kohlenhydraten, wichtig für die Nervenfunktion, Mangel schränkt die Leistungsfähigkeit des Gehirns ein.
b: 1,0 – 1,2 mg
c: Schweinefleisch,Vollkorn-

produkte, Gemüse, Hülsenfrüchte, Bierhefe

– B2 = Riboflavin:
a: die Atmung jeder Zelle, der gesamte Fett, Eiweiß- und Kohlenhydratstoffwechsel hängt ab von ausreichender Versorgung, wichtig für gesunde straffe Haut
b: 1,2 – 1,4 mg
c: Soja, Eier, Milch, Vollkornprodukte, Bierhefe, Schweinefleisch

– B3 = Niacin:
a: gesundes Nervensystem, Energiebereitstellung, Auf- und Abbau von Fett und Eiweiß
b: 13-16 mg
c: Fisch, Huhn, Hülsenfrüchte, Nüsse, Gemüse

– B5 = Pantothensäure:
a: Zentraler Baustein für die Fettverbrennung, sorgt für schöne Haut, Haare und Nägel
b: 6 mg
c: Hülsenfrüchte, Vollkorn, Eigelb, Weizenkleie, Milchprodukte

– B6 = Pyridoxin:
a: Abwehr von Bakterien und Schadstoffen, den Eiweißstoffwechsel und die Blutbildung
b: 1,2-1,5 mg
c: Bananen, Hülsenfrüchte, Nüsse, Bohnen, Milch

– B12 = Cyanocobalamin:
a: Blutbildung, Energiestoffwechsel, Muskelarbeit
b: 3 µg
c: Fleisch, Fisch, Eier, Milch, Käse, Hefe

– C = Ascorbinsäure:
a: starkes Immunsystem, Zellatmung, stabile Stimmungslage, Schutz gegen vorzeitiges Altern
b: 100 – 150 mg
c: Gemüse, Zitrusfrüchte, Salat, Soja

– D = Calciferol:
a: Stabile Knochen, harte Zähne
b: 5 –10 µg
c: Sonnenlicht veranlaßt die körpereigene Bildung von Vitamin D, Eier, Hering, Thunfisch, Milch

– E = Tocopherol:
a: Schutzschild gegen schädliche Stoffwechselprodukte, Schutz vor Alterung und Krebs, gesunde Blutgefäße, Ausdauerleistungen
b: 12 – 14 mg
c: Weizenkeime, Weizenkeimöl, Eier, Nüsse, Vollkornprodukte

– Folsäure:
a: gute Laune, stimuliert Eiweißstoffwechsel, regt rote Blutkörperchen an, Magen-Darm-Tätigkeit, baut Blutgefäßgifte ab
b: 400 – 600µg
grüne Gemüse, Weizenkeime, Milch, Leber

– H = Biotin:
a: Gesunde und schöne Haut, Haare und Nägel, Schleimhäute, natürliche Darmflora
b: 30 – 60 µg
c: Soja, Hefe, Kleie, Naturreis,

– K = Phyllochinon:
a: Blutgerinnung, Knochenbildung
b: 60 – 70 µg
c: grüne Gemüse, Kohl, Haferflocken, Kartoffeln, Spinat

VLDL

Unterfraktion des Aderngiftes Cholesterin. Verstopft Blutgefäße, führt zu Arteriosklerose und Herzinfarkt.

Werte unter 40 mg/100 ml Blut sind günstig.

Zucker

allg. Haushaltszucker oder Traubenzucker, siehe schnelle Kohlenhydrate

Zuckeraustauschstoffe

sind zuckerähnliche Stoffe mit Volumen, die den Blutzuckerspiegel und damit den Fettabbau nicht beeinflussen. Sie liefern aber genau wie Haushaltszucker Energie. In Punkto Süßigkeiten erleichtern Ihnen wegen des den Fettabbau nicht beeinflussenden Effektes zuckerfreie Bonbons das Leben.

Zeichnungen Seite 17 und 49 von Liane Jansen,
Zeichnungen Seite 22, 39, 54, 62, 103
von Peter Reiche.

Wenn Sie mehr wissen möchten ...

Ernährungsmedizin allgemein

- Kasper H., Wild M.: Ernährungsmedizin und Diätetik. München – Wien – Baltimore: Urban und Fischer 9. Auflage 2000.
- Müller, S.-D. (Hrsg.): Praxis der Diätetik und Ernährungsberatung. Stuttgart, Hippokrates, 2001.
- Biesalski, H.K., Grimm, P. Taschenatlas der Ernährung. Stuttgart – New York: Thieme 2. Auflage 2001.
- Heepe, F.: Diätetische Indikationen. Basisdaten für die interdisziplinäre Ernährungstherapie. Berlin – Heidelberg – New York: Springer Verlag 1998.
- Deutsche Gesellschaft für Ernährung (DGE): Referenzwerte für die Nährstoffzufuhr. Frankfurt am Main: Umschau/Braus 2000.

Mit langsamen Kohlenhydraten schneller abnehmen

- Übersichtsartikel von Bässler, K.H.: Kohlenhydrate und Lipacidogenese, in: Kluthe, R.; Kasper, H.(Hrsg.): Kohlenhydrate in der Ernährungsmedizin unter besonderer Berücksichtigung des Zuckers. (Reihe Supplement zu »Aktuelle Ernährungsmedizin«) Stuttgart – New York: Thieme 1996, 24-29.
- Hamm, M.: Fit und Schlank mit dem GLYX. Dauerhaft abnehmen mit den richtigen Kohlenhydraten. Midena 2001.

Schlanke Fette – spielend abnehmen

- Tsuji, H.; Kasai, M.; Takeuchi, H.; Nakamura, M.; Okazaki, M.; Kondo, K.: Dietary Medium-chain Triacylglycerols Suppress Accumulation of Body Fat in a Double-Blind, Controlled Trial in Healthy Men and Women, in Journal of Nutrition, 131/11 (2001) 2853-2859.

- Papamandjaris, A; MacDougall, D; Jones, P.: Medium chain fatty acid metabolism and energy expenditure: Obesity treatment implications, in Life Sciences, Vol. 62/14 (1998) 1203-1215.
- Binnert, C.; Pachiaudi, C.; Beylot, M.; Hans, D.: Influence of human obesity on the metabolic fate of dietary long- and medium-chain triacylglycerols, in: American Journal of Clinical Nutrition, 67/4 (1998) 595-601.
- Simon, E.; Del Barrio, AS.; Serra, F.; Palou, A.; Portillo, MP.: Effects of dietary MCT on lipid storage and thermogenesis, in Reproduction Nutrition Development, 38/2 (1998) 193.
- Krotkiewski, M.: Value of VLCD supplementation with medium chain triglycerides, in International Journal of Obesity, 25/9 (2001) 1393-1400.
- Yasuhiko, Kimoto; Yoshio Tanji; Tetsuya Taguchi; Takuji Sugimoto; Taro Watanabe; Fumine Tsukamoto; Shoshin, Kim; Kohri Yoneda, Yuuki, Takamura, Masaaki Izukura, Eiichi Shlba, Shinichiro, Takai: Antitumor Effect of Medium-Chain Triglyceride and its Influence on the Self-Defense System of the Body, in Cancer Detection and Prevention, 22/3, (1998) 219-224.

CLA beschleunigt die Fettverbrennung

- Matsakas, A, Ring, S., Preidou, A. Melsiiopoulou, Tsigilis, N., Mougios, V: Effect of Supplementation with conjugated linolic acid on human body composition and blood lipids, 4th Annual Congress of the European College of Sport Science, Rome, 14-17. July 1999.
- Gudmundsen, O.: Clinical Studies on CLA in Scandinavia. 3rd Concerted Action on CLA, 3-4 June, Alesund (Norway) 1999.

- C. von Loeffelholz, B. von Loeffelholz, B. von Loeffelholz, G. Jahreis: Influence of CLA supplementation on body composition and strength in bodybuilders. Proc. 7th Symposium Vitamins and Additives in the Nutrition of Man and Animal, 22-23. September, Jena (Germany) 1999, 238-243.

Omega-3-Fette

- GISSI-Prevenzione Investigators (Gruppo Italiano per lo Studio della Sopravivenza nell' Infarto miocardio): Dietary supplemantation with n-3-polyunsaturrated fatty acids and vitamin E after myocardial infarction: results of the GISSI-Prevenzione trial. Lancet (354) 1999, 447-455.
- Crawford, MA et al: The inadequacy of the essential fatty acid content of present pre-term feeds. Europ. J. Pediatrics (157) Suppl. 1 1998, 23-27.
- Sagredos, Angelo, Offenlegungsschrift Deutsches Patentamt DE 199 56 400 A1 vom 24.11.1999.

Soja

- Setchell, K.D.R., Adlercreutz, H.: Mammalian lignans and phyto-oestrogens. Recent studies on their formation, metabolism and biological role in health and disease, in: Rowland, I.R. (ed.), Role of the gut flora in toxicity and cancer. Academic. Press, London 1988, 315-45 und Adlercreutz, H., Honjo, H., Higashi, A., Fotsis, T., Hämäläinen, E., Hasegawa, T., Okada, H., Urinary excretion of lignans and isoflavonoid phytoestro-gens in Japanese men and women consuming a traditional Japanese diet. Am. J. Clin. Nutr. (54) 1991, 1093-1100.
- Kleine-Gunk, Bernd: Phyto-Östrogene. Die sanfte Alternative während der Wechseljahre, Stuttgart: Trias 2000, 49.

- Zimmermann, Michael, Schurgast, Hugo, Burgerstein; Uli.P.: Burgersteins Handbuch Nährstoffe. Vorbeugen und Heilen durch ausgewogenen Ernährung, Heidelberg: Haug 9. Auflage 2000, 183.
- Reinli, K., Block, G.: Phytoöstrogen content of foods – a compendium of literature values. Nutr. Cancer (26) 1996 123-148 gekürzt.
- Zänker, K, Daftrary, G.V., Gottschalk, G., Adlercreutz, H.: Genistein and Daidzein. Mode of Action and Bioavailability as Chemoprotective Agents in a Soy-Enriched Diet, Deutsche Zeitschrift für Onkologie (33) 2001, 37-44.

Grüner Tee

- Kao Y.H.; Hiipakka R.A.; Liao S.: Modulation of Obesity by a green tea catechin. American Journal of Clinical Nutrition; (72) 2000, 1232-1234.
- Dulloo A.G.; Seydoux J.; Girardier L.; Chantre P.; Vandermander J.: Green tea thermogenesis: interactions between catechin-polyphenols, caffeine and sympathetic acitivity. International Journal of Obesity and related metabolic disorders (24) 2000, 252-258.
- Ahan L.K., Takaku T., Li J., Kimura Y., Okuda H.: Anti-obesity action of oolong tea. International Journal of Obesity and relates metabolic disorders (23) 1999, 98-105.

Ernährungsdreieck

- In Anlehnung an das Ernährungsdreieck des VFED e.V., c/o St. Franziskus-Krankenhaus, Morillenhang 27, 52074 Aachen mit freundlicher Genehmigung, angepaßt an neue ernährungsphysiologische Erkenntnisse.

Alkohol und Körpergewicht

- Suter, P.M., Häsler, E., Vetter, W.: Effects of alcohol on energy metabolism and body weight regulation. Is alcohol a risk factor for obesity? Nutr. Rev. (55) 1997; 157-171.
- MacDonald, I.: Alcohol and overweight, in: Health issues related to alcohol consumpti-on, 263-280. P.M. Verschuren, Editor. Washington, DC: ILSI Press 1993.
- Hellerstedt, W.L., Jefferey, R.W., Murray, D.M.: The association between alcohol intake and adiposity in the general population. Am J. Epidemiol. (132) 1990, 594-611.

Psychologische Werkzeuge

- Andreas, C.; Andreas, S.: Mit Herz und Verstand. NLP für alle Fälle. Paderborn (2) 1994.
- Kreische, J., Schmid-Tanger, M.: NLP-Modelle. Das Basiskurs-Begleitbuch, Kirchzarten: VAK 1994.
- AID-Schriftenreihe, Essen und Psyche, 2000, Friederich-Ebert-Str. 3, 53177 Bonn

Lebensmittelführer

- Keller, G.: Fett-macht-SCHLANK Einkaufsführer, Frankfurt/Main: Umschau 2002